# Médecine du corps,
# Médecine de l'âme

Actes du colloque organisé

par la Fondation Ostad Elahi – éthique et solidarité humaine

à la Fondation Simone et Cino del Duca – Institut de France

le 13 septembre 2014

Dans le cadre de la 14e édition

de la Journée de la solidarité humaine

Sous l'égide de

l'Académie des Sciences morales et politiques



**5-7, rue de l'École-Polytechnique, 75005 Paris**

http://www.editions-harmattan.fr

ISBN : 978-2-343-12693-7

EAN : 9782343126937

# Médecine du corps, Médecine de l'âme

L'Harmattan

**Journées de la solidarité humaine**

une collection de la Fondation Ostad Elahi
– éthique et solidarité humaine

reconnue d'utilité publique

Si la solidarité a un sens, il faut l'entendre universellement, sans restriction. Solidaires, nous ne le sommes pas seulement de nos proches, de ceux qui sont des « nôtres » (famille, amis, clan, communauté, société) ; nous ne le sommes pas seulement des plus démunis, de ceux qui se trouvent avoir besoin de notre aide ou de notre générosité. Solidaires, nous le sommes de chacun singulièrement, et de l'humanité dans son ensemble. Ce n'est pas un vœu pieux : d'une certaine manière, nous n'avons pas le choix, et les grandes crises du monde contemporain (11 septembre, tsunami, guerres, etc.) se chargent de nous le rappeler si nous l'avions oublié. Reste bien sûr à donner un sens effectif à ce sentiment irréductible d'une solidarité nécessaire de chaque homme avec tous. Reste à définir, de façon concrète et constructive, au-delà des clivages culturels mais aussi de la seule solidarité de circonstance, les moyens de pratiquer, de cultiver positivement l'appartenance à une communauté humaine digne de ce nom. Les enjeux d'une telle réflexion sont à la fois sociaux, politiques, culturels, éducatifs, philosophiques. Parce qu'elle ne se résume pas à une belle idée, la solidarité se pratique et se cultive, en effet. Elle n'est pas une notion de secours, le minimum d'humanité requis en temps de crise. Relayée par des valeurs éthiques et spirituelles communes, elle peut s'épanouir en tolérance, et mieux, en respect mutuel, en sympathie active. La collection « Journées de la solidarité humaine » doit son titre à la Journée du même nom organisée chaque année par la Fondation Ostad Elahi. Elle entend contribuer à sa manière au développement d'une véritable culture d'humanisme et de solidarité en proposant des outils d'analyse et des pistes de réflexion susceptibles d'orienter les sociétés de demain.

## Dans la même collection

*Pourquoi croire encore en l'homme,* 2016
Avec des contributions de B. Bourgeois, J. Lecomte, P. Le Vaou, A. Merker, S. de Mijolla-Mellor.

*Quelle sagesse pour notre temps ?* 2015
Avec des contributions de L. Anvar, A. Baudart, B. Bourgeois, G. Gobillot, M.-R. Hayoun, M. Hulin, M. Lacroix, P. Magnard.

*Se connaître soi-même : pourquoi, comment ?* 2012
Avec des contributions de E. Godart, P. Guénancia, M.-F Hirigoyen, J. Mesnard, P.-M. Morel, Ch. Rancé, J. Sackur.

*Spirituel et Rationnel : Les alliances paradoxales,* 2011
Avec des contributions de M. Balmary, B. Bourgeois, D. de Courcelles, A. Cugno, M. Dixsaut, É. During, P. Maniglier, J. Mesnard, Gh. Waterlot.

*Comment la littérature change l'homme – Rûmi, Dante, Montaigne, Tagore, Hesse, Soljénitsyne,* 2009
Avec des contributions de L. Anvar, F. Bhattacharya, R. Dadoun, Mgr C. Dagens, J.-Ch. Darmon, J. Risset.

*L'Invention de la tolérance – Averroès, Maïmonide, Las Casas, Lincoln, Voltaire,* 2008
Avec des contributions de A. Benmakhlouf, N. Capdevila, B. de Negroni, C. Fohlen, M. Ruben-Hayoun.

*De l'Esprit à l'éthique. Les constructions de l'humain,* 2007
Avec des contributions de A. Baudart, P. Maniglier, M. Meslin, J.-D. Nasio, J.-L. Petit, Fr. Worms.

*L'Universel (au) féminin – Hannah Arendt, Camille Claudel, Marie Curie, Françoise Dolto, Eleanor Roosevelt, Clara Schumann,* 2006
Avec des contributions de L. Adler, A. Delbée, B. François-Sappey, H. Harter, H. Langevin-Joliot, J.-P. Winter.

*Comment devient-on universel ?, Socrate, Confucius, Avicenne, Galilée, Bach, Gandhi,* 2005
Avec des contributions de A. Baudart, G. Cantagrel, Fr. Chareix, A. Cheng, R. Deliège, A. Hasnaoui.

*Comment devient-on universel ?, De Vinci, Shakespeare, Descartes, Mozart, Einstein, Luther King,* 2005
Avec des contributions de F. Balibar, J.-M. Beyssade, S. Bramly, B. François-Sappey, A. Kaspi, Fr. Laroque. Avant-propos par P.-Henri Imbert, directeur général des Droits de l'homme au Conseil de l'Europe.

*Quelle éthique après le 11 septembre ?* 2003
Avec des contributions de O. Abel, J. Baubérot, J.-M. Belorgey, B. Bourgeois, J.-P. Dupuy, J.-P. Guetny, P.-H. Imbert, B. Kriegel, J.-M. Muller, D. Reynié.

## Sommaire

# Ouverture

par

**Marc Piévic**

La treizième édition de la Journée de la solidarité humaine a pour ambition d'explorer les rapports entre « la médecine du corps et celle de l'âme », grand classique s'il en est de la philosophie antique. Si nous avons fait ce choix, c'est parce qu'il nous semble qu'en (re)découvrant ou en approfondissant ces rapports, il est possible de mieux prendre conscience du lien que forment en nous notre dimension corporelle et notre dimension spirituelle. Cette dernière a généralement été négligée par le savoir moderne. En lui prêtant toute l'attention qu'elle mérite, on fait l'hypothèse qu'une autre qualité de vie est possible, ainsi qu'une autre qualité de relation entre les hommes, plus solidaire, plus altruiste, plus désintéressée.

Ostad Elahi a vécu de 1895 à 1974 en Iran. Magistrat de profession, il est également connu comme un grand musicien et un penseur qui a renouvelé la compréhension et l'approche concrète de la spiritualité. L'essentiel de sa réflexion fut consacrée à définir les conditions de la santé de l'âme et de son perfectionnement, perfectionnement qu'il considérait comme la finalité de toute vie humaine. S'il n'a pas explicitement développé les liens entre médecine du corps et médecine de l'âme, il est toutefois possible d'en comprendre certains aspects à travers son œuvre.

Précisons tout d'abord que pour Ostad Elahi, l'âme, c'est véritablement nous – notre moi réel. Notre pensée et nos sentiments, qui nous caractérisent en profondeur, émanent de notre âme définie comme un organisme psychospirituel. Le corps est un support, provisoire, mais absolument nécessaire, pour le développement de l'âme. La vie corporelle et terrestre est en fait pour l'âme le milieu, ou pour ainsi dire la matrice de son développement. Et à la mort, imprégnée de toutes les expériences vécues au cours de sa vie terrestre, l'âme est destinée à poursuivre sa croissance dans un autre milieu.

Si le corps est un support nécessaire pour l'âme, c'est parce que les facultés potentielles de celle-ci – la raison, le discernement, le libre arbitre, la volonté, etc. – ne peuvent s'actualiser que dans le corps. Pour cela, l'âme doit assimiler la nourriture appropriée à son développement. Cette nourriture, selon Ostad Elahi, c'est la pratique des principes éthiques et divins. Cette pratique doit se faire de manière régulière et réfléchie tout au long de la vie. Il s'agit de vivre au cœur de la société au contact des autres en luttant contre les résistances pulsionnelles ou raisonneuses qui, en nous, s'opposent à cette pratique et d'une manière générale au respect des droits d'autrui. Plus l'assimilation des principes éthiques et divins sera profonde, meilleure sera la qualité de vie de l'âme, et ce dès ici-bas dans le milieu terrestre, mais plus encore dans son milieu futur. Veiller à une croissance saine de son âme, veiller à ce que ne se développent pas en elle des dysfonctionnements, des déséquilibres, est donc de la responsabilité de tout un chacun, tout comme chacun est responsable d'entretenir la santé de son corps.

On comprend dès lors de quelle manière la santé du corps s'inscrit pour Ostad Elahi dans une perspective spirituelle. C'est en donnant au corps la possibilité d'exprimer tout son potentiel, mais en le maintenant sous le contrôle de l'âme, que celle-ci dispose des conditions les plus favorables à sa croissance. En cela, Ostad Elahi s'éloigne de certaines traditions philosophiques ou religieuses qui voient dans le corps non une matrice nourricière pour l'âme, mais une prison dont il faut la libérer par de dures ascèses physiques.

Ostad Elahi dit ainsi :

> Réprimer les désirs du corps n'est légitime que dans la mesure où cela ne trouble pas l'équilibre du corps, c'est-à-

> dire sa santé. Il ne faut ni donner systématiquement au corps ce qu'il désire ni le lui refuser systématiquement. Il convient à chaque fois de prendre en compte la préservation de sa santé[1].

Il ajoute :

> Autrefois, les médecins de l'âme traitaient les gens en leur prescrivant de dures ascèses (veillées nocturnes, jeûnes, etc.). Moi, je fais le contraire : je vous dis de bien manger et de fortifier votre corps ; mais vous devez avoir une telle maîtrise sur votre ego que tout ce qui est contraire au divin et à la raison, l'ego ne le désire même pas[2].

Il dit encore :

> Vis dans la société, mange bien, fortifie ton corps, mais dans le même temps, fortifie ton âme de telle sorte que, pareille à un arbre robuste, aucun vent ne puisse la faire trembler[3].

Cette méthode, il la définit comme une « nouvelle médecine de l'âme ».

Si la santé du corps offre un terrain favorable à la santé de l'âme, inversement, s'occuper de la santé de son âme, devenir médecin de sa propre âme, a également des effets sur la santé du corps. L'un de ses effets est direct et l'autre indirect.

L'effet direct, c'est qu'en devenant véritablement conscient que le corps est un support pour l'âme, et que la santé de ce corps favorise le développement de l'âme, on éprouve une motivation pour prendre un soin tout particulier de sa santé physique.

On pourrait rétorquer qu'il n'est pas nécessaire d'avoir une perspective spirituelle pour cela. Mais ce qui change par rapport à quelqu'un qui prend soin de son corps dans une finalité matérielle, c'est l'intention dans laquelle on le fait. Ostad Elahi dit :

---

[1] Ostad Elahi, *Paroles de Vérité*, P 97, Paris, Albin Michel, 2014.

[2] *Ibid.*, P 69.

[3] *Ibid.*, P 15.

> Il faut prendre soin du corps par devoir et non par attachement, et mettre son attachement dans la fortification de l'âme. Le corps joue pour l'âme le rôle des jambes. Sans jambes, on ne peut pas rentrer à la maison. C'est pourquoi il faut toujours veiller à l'équilibre entre l'âme et le corps[4].

Prendre soin de sa santé physique dans une intention spirituelle – en considérant son corps comme un « confié divin » qui comme toute créature dispose de droits spécifiques – a en retour des effets bénéfiques sur la croissance de l'âme, qu'une intention différente n'est pas capable de produire.

L'effet indirect de la santé de l'âme sur celle du corps est lié au fait que, selon Ostad Elahi, le développement de l'âme à travers la pratique des principes éthiques et divins a un effet équilibrant sur le psychisme, ce qui, par ricochet, a un impact sur la santé du corps. Sans déflorer les interventions de ce colloque, on sait aujourd'hui qu'il y a un lien très étroit entre la qualité des pensées et des émotions, et la qualité et l'efficacité du système immunitaire par exemple. Il est établi que ruminer des pensées agressives, pessimistes, coléreuses, aigries, etc., affecte la santé du corps. Or la pratique des principes éthiques et divins, tels que la gratitude ou l'altruisme, permet peu à peu de neutraliser puis d'éliminer ces pulsions et pensées sombres.

De plus, le fait de savoir que nous sommes fondamentalement une âme et non un corps, évite de s'identifier totalement à ce dernier. Cela constitue un soutien inestimable lorsque ce corps se dégrade avec la maladie, ou avec la vieillesse.

Ostad Elahi dit ainsi :

> [...] Ce qui reste à la fin de la vie se résume en six points : nostalgie, désirs inassouvis, regrets, reproches, souvenirs amers et peur de la mort [...] Mais celui qui œuvre pour sa vie dans l'au-delà, dès qu'il vient dans ce monde et aborde la spiritualité, les désagréments de la vie et les souvenirs

[4] Ostad Elahi, *Paroles de Vérité,* P 245.

amers ne l'affectent pas, il ne laisse pas les désirs inassouvis s'installer dans son esprit, il n'a pas de raison d'avoir des regrets et il n'a ni nostalgie ni peur de la mort[5].

---

[5] Ostad Elahi, *Paroles de Vérité,* P 161.

# Introduction

par

**Bernard Reber**

Êtes-vous venus aujourd'hui chercher la guérison ? Et si vous êtes venus chercher la guérison, quelle guérison ? Celle du corps ou celle de l'esprit ? La question est sans doute mal posée : pas besoin de ce « ou » qui vous mette devant un choix, un dilemme. Ceux qui parmi vous affectionnent la pensée de Spinoza, de Leibnitz, éventuellement de Gilles Deleuze, s'arrêteront à la question : « que peut un corps ? » Plus simplement matérialistes – on dira naturalistes, monistes, réductionnistes –, ils emboîteront le pas à la médecine, qui réduit souvent la subjectivité, voire l'âme – si ce terme bizarre est encore audible – à une illusion. Mais, si à l'inverse vous vous réclamez de Descartes – comme aiment encore le dire fièrement des Français, « je pense français, donc je suis cartésien » – ou même, si vous souhaitez vous abriter sous l'autorité de Kant, eh bien, vous préférerez maintenir le « ou », en dualistes, ce que font une bonne partie de la philosophie, des sciences humaines et sociales, se contentant d'un arrachement à trop bon compte de tout substrat biologique et environnemental. On a rarement vu des esprits sans corps. Quant à l'âme, elle cherche en corps, c-o-r-p-s.

Je vous propose donc de mettre cette journée sous le signe d'un philosophe dont la vie intellectuelle peut-être décomposée en trois séquences, un écho un peu aux trois interventions que vous aurez pendant cette journée. Cette vie a été consacrée à la gnose, aux relations entre biologie, philosophie et bioéthique, et au judaïsme. Je veux parler d'Hans Jonas. Hans Jonas est un philosophe célèbre, puisque Helmut Schmidt avait pris *Le Principe responsabilité* comme lecture pour ses vacances d'été. Pour un homme politique, c'est rare, et cela lui avait donné une aura assez importante. Ce qui m'intéresse surtout chez Jonas, c'est qu'il a repris la question de l'énigme des rapports entre le corps et l'esprit – si vous voulez un bon terme pour des discussions de café : « l'énigme psychophysique » – en essayant de proposer une philosophie biologique. Une philosophie biologique qui évite les deux scandales, d'un côté du monisme, du réductionnisme, du réductionnisme médical pour dire rapidement les choses, et de l'autre du dualisme de toutes ces sciences humaines et sociales, de cette philosophie qui se dit « oui, il y a la biologie, il y a la science, mais nous, nous échappons à tout ça par l'esprit ». Et Jonas au contraire, défend que l'organique, même dans ses formes les plus inférieures, préfigure l'esprit, et l'esprit, même dans ce qu'il atteint de plus haut, demeure partie intégrante de l'organique.

# Galien de Pergame : la médecine corps et âme

par

**Véronique Boudon-Millot**

Un mot démodé, l'« âme », mais digne d'être conservé.

*Jens Christian Grøndhal*[1]

S'il est un médecin, sans jeu de mots aucun, qui s'est consacré « corps et âme » à la médecine des corps et des âmes, c'est bien Galien. Né à Pergame en 129 de notre ère, Galien doit « à des songes très clairs » envoyés à son père, de s'être dirigé très tôt, dès l'âge de quatorze ans, vers des études de philosophie, avant d'entreprendre parallèlement deux ans plus tard, à l'âge de seize ans, des études de médecine menées auprès des meilleurs maîtres de l'époque[2]. Au sein de l'œuvre foisonnante que nous a laissée ce médecin de langue grecque[3], figurent de nombreux ouvrages d'anatomie, de physiologie et de thérapeutique, mais aussi de logique et d'éthique. Le titre d'un de ces traités va même jusqu'à proclamer « *Que l'excellent médecin est aussi philosophe* ». Ce médecin natif d'Asie Mineure mais dont l'essentiel de la carrière se déroula à Rome sous le règne des empereurs Marc Aurèle, Commode et Septime Sévère, s'enorgueillit dans ses ouvrages

---

[1] *Les Complémentaires*, roman traduit du danois par Alain Gnaedig, Paris, Gallimard, NRF, 2010, p. 126.

[2] Sur la formation intellectuelle de Galien et le rôle de son père dans le choix de ses maîtres, voir Véronique Boudon-Millot, *Galien de Pergame. Un médecin grec à Rome*, Paris, Les Belles Lettres, 2012.

[3] Près de vingt mille pages dans l'édition de référence, soit près du huitième de la totalité de la littérature grecque conservée depuis Homère jusqu'au IIe siècle de notre ère.

d'avoir non seulement consacré ses jours et ses nuits à l'étude de la médecine et de la philosophie, quand ses contemporains et rivaux préféraient perdre leur temps aux visites rendues aux puissants, mais aussi d'avoir seul correctement compris et pénétré la pensée du plus grand médecin et du plus grand philosophe antiques, respectivement Hippocrate et Platon, dont il propose dans ses traités une relecture brillante et très personnelle. Galien, de fait, est sans aucun doute le médecin antique qui a le plus clairement réfléchi non seulement à la possibilité d'une médecine de l'âme complémentaire d'une médecine des corps mais surtout, à la nature de la relation âme/corps que suppose toute pratique d'une médecine du corps et de l'âme.

De ce point de vue, et après un retour nécessaire sur le sens de l'expression « maladies de l'âme », il convient d'abord de préciser le contexte médico-philosophique dans lequel s'est élaborée la réflexion de Galien, avant d'en examiner les fondements théoriques dans le cadre de la médecine du temps, c'est-à-dire celui de la médecine humorale, à travers notamment un traité comme le *Que les facultés de l'âme suivent les tempéraments du corps*. Et pour finir, on en recherchera l'illustration dans la pratique quotidienne du médecin, à travers un traité que l'on croyait perdu et miraculeusement retrouvé en 2005, le *Ne pas se chagriner*.

## Essai de définition : que faut-il entendre par maladies de l'âme ?

L'expression « maladie de l'âme », qui a donné son titre à un ouvrage de référence sur la question, celui de Jackie Pigeaud[4], n'est plus guère employée aujourd'hui, comme une recherche rapide dans Google permet de le confirmer, que dans le contexte spirituel des différentes églises ou sectes religieuses. La notion de « maladies de l'âme » est également réapparue dans le domaine de la psychanalyse en 1993, mais avec un sens nouveau sous la

---

[4] Voir *infra*, en note[7].

plume de Julia Kristeva, dans ses *Nouvelles Maladies de l'âme*[5] où la notion apparaît au centre d'une réflexion sur le sens à donner au nouveau mal de vivre de l'homme occidental. Mais curieusement, l'expression reste absente de la littérature médicale psychiatrique qui préfère parler de « maladies mentales ». Qu'en est-il de la médecine antique ? Il ne semble pas inutile, dans la mesure où le lexique éclaire bien souvent les représentations, de s'arrêter brièvement sur le vocabulaire de la maladie utilisé par le médecin antique.

Pour un médecin comme Galien, l'expression « maladie de l'âme » (ψυχῆς νόσος ou ψυχῆς πάθος) englobe des réalités pour nous aussi différentes que les passions qui ont leur siège dans l'âme, et les « maladies mentales » ou psychiques (τὰ ψυχικὰ νοσήματα), caractérisées par des troubles graves de la raison – telles que les manies, délires, mélancolies ou léthargies… – et qui ont leur siège dans le cerveau. Ces maladies dans leur ensemble, qu'elles aient leur siège dans l'âme ou dans le cerveau, ont en outre en commun, aux yeux du médecin antique, d'entretenir une relation complexe avec les maladies du corps, ambiguïté traduite par la polysémie du terme πάθος qui en grec signifie aussi bien, la maladie – dans sa dimension pathologique –, qu'elle soit physique ou mentale, que la passion – là encore dans la double dimension de ce que l'on subit et de ce que l'on éprouve – ou l'affection[6].

[5] J. Kristeva, *Nouvelles Maladies de l'âme*, Paris, Fayard, 1993.

[6] Galien utilise le terme de « passions » (πάθος et πάθημα) qui signifie aussi en grec « affections », aussi bien pour les maladies psychiques que physiques, et il réserve d'ordinaire les termes de « maladies » (νόσος et νόσημα) pour les seules maladies physiques (*De usu pulsuum* 7 : Kühn V, 175, 8 et *De pulsibus ad tirones* 11 : Kühn VIII, 471, 3). Mais on trouve aussi dans le corpus galénique l'expression « maladie psychique » (ἡ ψυχικὴ νόσος), par exemple dans le *De placitis Hippocratis et Platonis* V. 2, 7, 4 (éd. Ph. De Lacy, CMG V 4 1, 2, Berlin, 1981, p. 296, 14) à côté des « affections (ou passions) psychiques » (τῶν ψυχικῶν παθημάτων), par exemple dans le *De dignoscendis pulsibus* II, 2 (Kühn VIII, 858, 5) et le *De causis pulsuum* III, 17 et IV, 1 (Kühn IX, 155, 3 et 157, 10) où ἀπὸ τῶν ψυχικῶν παθῶν (les affections ou passions psychiques) est employé à côté de περὶ τῶν σωματικῶν (les affections physiques). Même chose chez Clément d'Alexandrie, *Quis dives salvetur* c. 21, 6.2 qui mentionne des « maladies psychiques » (ψυχικὰ νοσήματα). Sur l'« homonymie » de πάθος, employé pour désigner à la fois les maladies de l'âme et du corps, voir également

Ou encore, pour le dire autrement, dans le champ lexical de la maladie, la langue grecque utilise les mêmes mots –νόσος, νόσημα et πάθος– tantôt pour désigner les maladies physiques qui ont leur siège dans le corps, et tantôt les maladies psychiques qui ont leur siège dans le cerveau ou encore les passions qui ont leur siège dans l'âme[7].

Tout est loin d'être parfaitement clair cependant, on s'en doute, dans cette relation non seulement entre maladies du corps et maladies de l'âme mais également entre maladies de l'âme et maladies mentales, et Jackie Pigeaud, s'interrogeant en 1981 dans son ouvrage précédemment cité, soulignait déjà : « Ce qui n'est pas clair, ce sont les relations de la folie et de la maladie de l'âme. Est-ce une différence quantitative ou qualitative qui sépare l'une de l'autre ? » À ce stade, il suffira de dire que pour le médecin antique, les maladies de l'âme au sens large, qu'elles aient en réalité leur siège dans le cerveau ou dans l'âme, recouvrent des réalités aussi diverses que de simples troubles psychologiques ou passions –telles que tristesse, colère, chagrin, envie, avarice...– ou encore des désordres psychiques plus graves, voire de

Némésius, *De la nature de l'homme,* C. 16 (éd. M. Morani, Leipzig, Teubner, 1987, p. 73, 22) qui, cependant, à la différence de Galien, considère le chagrin non comme une passion mais comme sa conséquence (ἕπεται γὰρ τῷ πάθει λύπη καὶ οὐκ αὐτὸ τὸ πάθος ἐστὶ λύπη). Alexandre de Tralles, *Therapeutica* (éd. T. Puschmann, Vienne, 1878, I, p. 605, 23) considère, quant à lui, qu'une maladie (τὸ νόσημα) au sens propre survient à la suite d'une passion (πάθος) psychique qui a précédé (εἰ μὲν οὖν ἀρξάμενον εἴη τὸ νόσημα διὰ λύπην ἢ φροντίδα τινὰ προηγησαμένην ἢ ψυχικὸν ἄλλο πάθος).

[7] Sur l'analogie entre maladies du corps et maladies de l'âme, voir Jackie Pigeaud, *La Maladie de l'âme. Étude sur la relation de l'âme et du corps dans la tradition médico-philosophique antique,* Paris, Les Belles Lettres, « Études anciennes », 1981, p. 47-70 ; J. Garcia Ballester, « Soul and body. Disease of the soul and disease of the body in Galen's medical thought », *in* P. Manuli, et M. Vegetti (dir.), *Le opere psicologiche di Galeno,* Atti del terzo colloquio galenico internazionale (Pavia, 10-12 settembre 1986), Napoli, Bibliopolis, 1988, p. 117-152 (et en particulier p. 137-147) et ibid., *Alma y enfermedad en la obra de Galeno*, Valencia-Granada, 1972. Sur la relation entre maladies de l'âme et maladies mentales, voir Jackie Pigeaud, *op. cit.,* p. 527 ; voir aussi Véronique Boudon-Millot, « What is a mental illness, and how can it be treated ? Galien's reply as a doctor and philosopher », *in* W. V Harris, (dir.), *Mental Disorders in the Classical World,* Leiden-Boston, Brill, 2013, « Columbia Studies in the Classical Tradition 38 », p. 129-145.

véritables maladies mentales nécessitant le recours au psychiatre ou au psychologue.

Ces maladies de l'âme, comme nous les appellerons désormais, ont un autre point commun, elles sont curables, du moins pour certaines, si elles sont prises à temps, et le médecin a en tout cas le devoir de les traiter et de les prendre en charge, là encore qu'il s'agisse de simples passions ou de dérèglements beaucoup plus sérieux. Enfin, ces maladies dans leur ensemble ont une étiologie commune, elles s'expliquent par un dérèglement qui a son origine soit dans l'âme, soit dans le corps, avec des conséquences à la fois pour l'âme et pour le corps, quel que soit le sens dans lequel s'exerce l'influence de l'un sur l'autre. Cela étant posé, et avant d'aller plus loin et d'explorer la richesse de la conception galénique des maladies de l'âme, il faut s'arrêter un instant sur le cadre intellectuel et le contexte médico-philosophique dans lequel s'inscrit la théorie galénique.

## Cadre intellectuel et contexte médico-philosophique de la théorie galénique des maladies de l'âme

Entre Hippocrate et Galien, c'est une évidence de le rappeler, il y a eu Platon auquel précisément on doit, dans le *Timée,* l'expression «maladies de l'âme» (νόσον ψυχῆς), mais aussi les Stoïciens, et parmi eux le philosophe Chrysippe, qui précisément ont défini les passions comme «maladies de l'âme» (πάθη ψυχῆς). Une telle expression, en sous-entendant qu'il y avait des maladies de l'âme comme il y avait des maladies du corps, ouvrait naturellement la voie à une médecine de l'âme, comme il existait une médecine du corps.

De fait, l'expression «maladie de l'âme» est «une analogie, qui suppose que l'âme, comme le corps, souffre de maladies»[8]. Une analogie qui suppose un dialogue constant entre médecine et philosophie et qui s'inscrit dans une réflexion médico-philosophique complexe qui renvoie à son tour à des conceptions

[8] Sur ce point, voir Jackie Pigeaud, *La Maladie de l'âme,* p. 15.

elles-mêmes très complexes de la maladie, du corps et de l'âme, sans parler de la difficulté à penser le lien corps/âme. Dans son traité *Sur les doctrines d'Hippocrate et Platon,* Galien se fera d'ailleurs l'écho d'un débat qui au sein même des Stoïciens, opposait Posidonios à Chrysippe sur la nature de l'analogie entre maladie du corps et maladie de l'âme, Posidonios reprochant notamment à Chrysippe d'avoir méconnu que l'âme du sage est exempte de maladie (ἀπαθῆ), alors qu'aucun corps ne peut être exempt de maladies[9]. Galien, pour sa part, à l'intérieur de ce débat, se range clairement du côté des Stoïciens qui, à la suite de Chrysippe, reconnaissaient une parenté indéniable entre maladies du corps et maladies de l'âme[10]. Et comme on le verra plus loin, en tant que médecin, il devait recommander, parmi les passions, de prêter une attention toute particulière à celles les plus susceptibles d'entraîner des maladies pour le corps ou, à l'inverse, les plus susceptibles d'être entraînées par les déséquilibres du corps.

Toutefois, avant les Stoïciens et avant même Platon, c'est-à-dire avant même que les philosophes s'emparent du débat, un médecin, Hippocrate de Cos, bien qu'encore timidement, au Ve siècle avant notre ère, avait commencé à réfléchir au

[9] Galien, *Sur les doctrines d'Hippocrate et Platon* V. 2, 5-12 (éd. Ph. De Lacy, CMG V. 4, 1, 2, Berlin, 1981, p. 296). Sur les distinctions introduites à l'intérieur de ce débat entre *nosos*, *hexis* et *pathos*, voir Luis Garcia Ballester, « Soul and Body… » (voir *supra* en note), p. 142. Sur la théorie stoïcienne des passions, voir Anne Glibert-Thirry « La théorie stoïcienne de la passion chez Chrysippe et son évolution chez Posidonius », *Revue philosophique de Louvain* 75, 1977, p. 393-435. Sur l'influence des thèses de Chrysippe sur Galien, voir Teun Tieleman, *Galen and Chrysippus on the Soul : Argument and Refutation in the de Placitis Book II-III*, Leiden, Brill Academic Publishers, 1996 et Christopher Gill, *Naturalistic Psychology in Galen and Stoicism*, Oxford, Oxford University Press, 2010. Sur la relation âme/corps, voir John P. Wright, and Paul Potter (dir.), *Psyche and Soma. Physicians and Metaphysicians on the Mind-Body Problem from Antiquity to Enlightenment,* Oxford University Press, 2003.

[10] Il existe également à ce sujet des textes très clairs d'Épicure : « Notre seule occupation doit être la guérison de nous-mêmes » *Gnomologium Vaticanum* § 64. Et aussi cette sentence attribuée à Épicure par Porphyre, *Ad Marcellam* § 31 : « Vide est le discours de ce philosophe par qui aucune passion de l'homme n'est soignée. »

lien problématique âme/corps. De fait, le point de départ de cette réflexion médico-philosophique, c'est Hippocrate, car c'est en référence à Hippocrate que va se construire toute la médecine antique, en référence à cet Hippocrate que Galien a abondamment lu et commenté au point de lui consacrer plusieurs milliers de pages de commentaires et de nombreux traités particuliers. Cependant, l'ensemble des traités transmis sous le nom d'Hippocrate à l'intérieur de ce qu'on appelle la *Collection hippocratique* et qui regroupe des écrits d'auteurs différents, ne propose pas de vision unifiée de la relation âme/corps[11]. Les expressions mêmes de « maladies de l'âme » (ψυχῆς νοσήματα), d'« âmes malades » (ψυχαὶ νοσέουσαι) ou encore d'« âme qui participe à la souffrance » (ψυχὴ ξυννοσέει) ne se rencontrent, à l'intérieur de la *Collection hippocratique*, que dans ce que l'on nomme les *Lettres* dont la rédaction, postérieure à Hippocrate, date de l'époque hellénistique[12]. Les deux *Lettres* qui nous intéressent ici plus directement appartiennent au récit de la folie du philosophe Démocrite. L'histoire qui a inspiré à La Fontaine la fable précisément intitulée *Démocrite et les Abdéritains* est bien connue[13]. Les citoyens d'Abdère supplient Hippocrate de venir soigner le philosophe Démocrite qu'ils croient devenu fou : « Oublieux de tout et d'abord de lui-même, il demeure éveillé de nuit comme de jour, riant de chaque chose grande et petite, et pensant que la vie entière n'est rien », font-ils savoir au célèbre médecin[14]. On se souvient des mots sévères avec lesquels La Fontaine a fustigé « les pensers du vulgaire » et ces « petits esprits » qui s'étaient à ce point trompés sur l'illustre philosophe et maître d'Épicure. Car Démocrite n'était pas fou et le grand

[11] Curieusement, le terme d'« âme » (ψυχή) n'est pas dans *Maladie sacrée*, mais on le trouve dans le *Régime* IV, dans un contexte orphico-pythagoricien comme l'a montré notamment Raymond Joly. Voir Jackie Pigeaud, *La Maladie de l'âme*, p. 45.

[12] Hippocrate, *Lettres* 11 (*Littré* 9, 328, 6) et 16 (*Littré* 9, 344, 8), et aussi 13 (*Littré* 9, 334, 2) où par excès de sympathie pour son philosophe, la ville d'Abdère est dite « souffrir comme une seule âme avec son citoyen ».

[13] J. de La Fontaine, *Démocrite et les Abdéritains* (VIII, 26).

[14] Hippocrate, *Lettre* 10 (*Littré* 9, 320, 17).

Hippocrate, lui, ne s'y est pas trompé, quand appelé à son chevet, il découvrit le philosophe occupé à disséquer et rechercher, là encore selon le mot de La Fontaine, « dans l'homme et dans la bête quel siège a la raison, soit le cœur, soit la tête ». Car, comme le comprit bien vite Hippocrate, Démocrite riait en réalité de la folie des hommes, folie sur laquelle le philosophe était précisément en train de préparer un ouvrage (Περὶ μανίης), sur sa nature, sur ses causes et sur les moyens de la soulager, comme il l'expliqua bientôt à l'illustre médecin[15] :

> Les animaux que tu vois ici ouverts, je les ouvre, non pas que je haïsse les œuvres de la divinité, mais parce que je cherche la nature et le siège de la bile ; car, tu le sais, elle est, d'ordinaire, quand elle surabonde, la cause de la folie ; sans doute elle existe chez tous naturellement, mais elle est plus ou moins abondante en chacun ; quand elle est en excès, les maladies surviennent, et c'est une substance (ὕλης) tantôt bonne, tantôt mauvaise[16].

Selon Démocrite, la folie (*mania*) a donc une origine physiologique, un excès de bile – vraisemblablement dans le cerveau, bien que Démocrite ne le précise pas. La bile – dont les médecins ont ensuite distingué la jaune et la noire – est, on le sait, avec le sang et le phlegme, l'une des quatre humeurs à la base de la théorie humorale qui définit la santé comme l'équilibre et la maladie comme le déséquilibre causé par l'excès d'une humeur en trop.

Le traité hippocratique consacré à la *Maladie sacrée* décrit également l'épilepsie comme la maladie d'un cerveau souffrant d'un afflux de phlegme, une des quatre humeurs hippocratiques. Et plus généralement, pour Hippocrate, les passions comme les maladies mentales résultent de l'humidité du cerveau causée par cet afflux de phlegme. Le cerveau est ainsi à l'origine non seulement de nos émotions – plaisirs, joies, rires, plaisanteries, chagrins, contrariétés, tristesse et pleurs – mais aussi de nos

---

[15] Hippocrate, *Lettre* 17, *Littré* 9, 356, 1.

[16] Hippocrate, *Lettre* 17, *Littré* 9, 356, 6.

perceptions et compétences intellectuelles –penser, concevoir, regarder, entendre, distinguer–, et, ajoute Hippocrate :

> C'est encore à cause de lui que nous devenons fous, que nous délirons, que craintes et frayeurs nous arrivent, soit la nuit, soit même le jour, ainsi que cauchemars, divagations intempestives, anxiétés injustifiées, incapacité à reconnaître le réel, sentiment d'étrangeté devant l'habituel. Et tous ces accidents nous viennent du cerveau, quand il n'est pas sain, mais qu'il est soit plus chaud, soit plus froid, soit plus humide, soit plus sec que dans son état naturel, ou quand il est dans tout autre état contre nature qui ne lui est pas habituel. Nous devenons fous à cause de l'humidité du cerveau ; quand, en effet, il est plus humide que dans l'état naturel, nécessairement il bouge (κινεῖσθαι), et du fait qu'il bouge, ni la vue ni l'ouïe ne sont stables, mais l'on voit et l'on entend tantôt une chose, tantôt une autre et la langue exprime ce que l'on voit et ce que l'on entend à chaque fois. En revanche, tant que le cerveau est stable, pendant tout ce temps-là l'homme conserve aussi sa raison[17].

Le tableau clinique se précise donc, mais aussi l'étiologie qui chez Hippocrate est plus précise que chez Démocrite, puisque pour le médecin de Cos, « la détérioration du cerveau [sous l'effet d'une humidité excessive] est due au phlegme et à la bile » et qu'il est donc possible de distinguer deux sortes de folies, froide et chaude, qui donnent des fous calmes ou au contraire agités : « ceux qui sont fous sous l'effet du phlegme [froid] sont calmes [...] ; ceux qui sont fous sous l'effet de la bile [chaude] sont braillards, turbulents et malfaisants [...][18] ». Hippocrate a même décrit le processus physiologique à l'origine de ces manifestations :

> Or [...] il s'échauffe sous l'effet de la bile, quand elle s'élance vers le cerveau par les vaisseaux sanguins en provenance du

[17] Hippocrate, *Maladie sacrée* XIV 3-5, éd. et trad. J. Jouanna, Paris, CUF, 2003, p. 26.

[18] *Ibid.* XV 1, trad. Jouanna, p. 27.

> corps. La frayeur s'installe jusqu'à ce que la bile retourne dans les vaisseaux et dans le corps ; après quoi elle cesse[19].

Impossible ici de détailler le tableau nosologique très complet que dresse Hippocrate des différentes maladies de l'âme et de leurs manifestations telles que dégoût, chagrin et pertes de mémoire causés par un cerveau trop froid sous l'effet d'un excès de phlegme.

L'idée principale qu'il faut retenir ici est que la maladie de l'âme a son origine dans le déséquilibre des humeurs et son siège dans le cerveau. À ce titre, le médecin hippocratique peut être sollicité et amené à intervenir non seulement dans le cas de la prétendue folie de Démocrite, mais également dans d'autres cas célèbres comme la maladie d'amour du roi de Macédoine, Perdiccas II, que l'on croyait atteint de phtisie[20] et qui souffrait en réalité, comme le découvrit Hippocrate, d'être épris de Philè, la courtisane de son père, qu'il s'interdisait d'aimer[21]. L'anecdote n'est sans doute pas authentique et il en existe plusieurs versions mettant en scène d'autres rois et d'autres médecins, mais l'essentiel là encore est qu'un médecin est sollicité pour soulager une maladie de l'âme, que ses effets soient purement psychiques ou également physiques.

On touche là, en effet, au problème central qui à la fois sous-tend l'étiologie de la maladie de l'âme et justifie l'intervention du médecin, c'est-à-dire la nature de la relation entre âme et corps, entre maladies psychiques et maladies physiques. Et au sein de cette réflexion que l'on peut qualifier de médico-philosophique, le philosophe qui a le plus réfléchi sur la question est évidemment Platon. Les limites de cet exposé ne permettent naturellement pas de présenter la complexité de la théorie platonicienne sur la nature de l'âme. Il suffira d'indiquer à grands traits les lignes de

---

[19] Hippocrate, *Maladie sacrée,* XV 2, trad. Jouanna, p. 28.

[20] Le mot grec de *phtisis* désigne une sorte de consomption, c'est-à-dire un affaiblissement général, ce terme n'ayant pas encore pris le sens de tuberculose.

[21] Sur cette anecdote et ses différentes versions, voir Jacques Jouanna, *Hippocrate*, Paris, Fayard, 1992, p. 50-51.

force d'une pensée qui a profondément et durablement influencé la réflexion de Galien.

Platon, au-delà de la simple métaphore, adopte la conception hippocratique d'une maladie de l'âme dont les manifestations sont clairement physiques. Dans le *Banquet*[22], les discours de Socrate sont ainsi représentés comme des morsures ou des chocs qui bouleversent l'âme de l'auditeur, suggérant ainsi l'idée d'une blessure qui demande à être soignée. Mais le texte le plus important du point de vue qui nous intéresse est bien sûr le *Timée* dans la mesure où la définition de la maladie de l'âme donnée par Platon repose là encore sur une conception physiologique. La phrase clé –susceptible de plusieurs interprétations[23]– est celle du *Timée*, τὰ δὲ περὶ ψυχὴν διὰ σώματος ἕξιν τῇδε, que l'on peut traduire par :

> Quant à celles (*i.*e les maladies) de l'âme, elles ont pour cause l'état du corps, et se produisent comme suit[24].

La suite du texte tend en effet à démontrer que toutes les maladies de l'âme ont une origine physique, en commençant par les deux exemples suivants dont le second pourra légitimement surprendre un esprit moderne :

> La maladie propre de l'âme est la déraison (νόσον μὲν δὴ ψυχῆς ἄνοιαν συγχωρητέον) dont il existe deux sortes : la manie et l'ignorance (δύο δ' ἀνοίας γένη, τὸ μὲν μανίαν, τὸ δὲ ἀμαθίαν)[25].

Pour Platon, le maniaque (*i.e.* le fou) est ainsi rendu maniaque en raison d'une trop grande abondance non pas de bile ou de

---

[22] Platon, *Banquet*, 217.

[23] Autre traduction possible : « Celles [les maladies] de l'âme, qui surviennent par suite des dispositions du corps ont les caractères que voici » (trad. Rivaud). Voir le commentaire de Jackie Pigeaud, *op. cit.*, p. 52.

[24] Platon, *Timée*, 86b, trad. J. Moreau.

[25] Jackie Pigeaud souligne à juste titre que, pour Platon, les maladies de l'âme recouvrent à la fois ce que nous considérons au sens propre comme une maladie (la manie dont l'origine somatique ne fait aucun doute pour un médecin) et, de façon plus surprenante, l'ignorance.

phlegme, comme pour Démocrite ou Hippocrate, mais de sperme –origine avant tout sexuelle. Il a donc l'âme malade et insensée par la faute du corps sous l'effet de ses excès de plaisirs et de douleurs qui l'empêchent de raisonner : νοσοῦσαν καὶ ἄφρονα ἴσχων ὑπὸ τοῦ σώματος τὴν ψυχήν[26]. En revanche, ce sont bien les humeurs –essentiellement la bile qui chez Platon recouvre des humeurs diverses, jaune, verte ou noire, cette dernière engendrant la célèbre mélancolie– qui produisent les passions, selon que tel ou tel niveau de l'âme est attaqué, donnant lieu à : tristesse, chagrin, audace, lâcheté, oubli, mais aussi *dusmathia* (*i.e.* paresse ou plutôt difficulté à apprendre) qui à son tour entraîne *amathia* (ignorance).

Selon la formule de Jackie Pigeaud, Platon, dans le *Timée*, propose donc « une théorie physiologique du *Nul n'est méchant volontairement*[27] ». De fait, selon Platon, dans le *Timée* : « Nul n'est vicieux volontairement, mais c'est par l'effet d'une quelconque mauvaise disposition du corps et/ou d'une éducation mal réglée (*trophè*) que le méchant devient méchant[28]. » Or s'il en est ainsi, et si on accepte de suivre Platon sur ce point, il faut donc remplacer la philosophie par la médecine et substituer la diététique à la morale, dans la mesure où le régime, entendu au sens large comme ce qui comprend la nourriture, les boissons, les exercices et en général le genre de vie, permet justement de modifier et réguler les humeurs du corps.

Près de six siècles plus tard, Galien posera à nouveau très bien le problème, en reprenant précisément comme base de la discussion le texte du *Timée*.

[26] Platon, *Timée* 86d.

[27] J. Pigeaud, *La Maladie de l'âme*, p. 48.

[28] Platon, *Timée* 86e : κακὸς μὲν γὰρ ἑκὼν οὐδείς, διὰ δὲ πονηρὰν ἕξιν τινὰ τοῦ σώματος καὶ ἀπαίδευτον τροφὴν ὁ κακὸς γίγνεται κακός.

## Que les facultés de l'âme suivent les tempéraments du corps

Dans son grand traité *Sur les doctrines d'Hippocrate et Platon* en dix Livres[29] dont les sept premiers livres exposent la théorie de la tripartition de l'âme, Galien propose une lecture essentiellement matérialiste du *Timée* et retient de Platon la relation anatomique établie entre trois sortes d'âme et trois organes : l'âme concupiscible ou désirante dont le siège est dans le foie ; l'âme irascible qui a son siège dans le cœur ; et l'âme rationnelle, dans le cerveau. De fait, quand c'est l'âme irascible qui a son siège dans le cœur qui est affectée, les gens seront de caractère farouche, coléreux et emportés ; quand c'est l'âme concupiscente qui a son siège dans le foie, ils seront envieux et jaloux ; et quand c'est l'âme rationnelle qui a son siège dans le cerveau, ils seront victimes au sens large de troubles mentaux. Les affections qui frappent l'âme irascible et l'âme concupiscente influent donc sur le seul caractère (τὸ ἦθος), à la différence des lésions de l'âme raisonnable qui entraînent mélancolie, *phrénitis*, manie, épilepsie ou *léthargus* et sont responsables de ce que l'on appelle au sens strict les maladies mentales[30]. Cela posé, Galien se refuse cependant à entrer dans le débat sur la substance matérielle ou immatérielle de l'âme et sur son essence mortelle ou immortelle. Galien a d'ailleurs résumé ses positions sur le sujet dans un des derniers (sinon *le* dernier traité) qu'il ait rédigé, à la fin de sa vie, le *Sur ses propres opinions*, traité que l'on croyait perdu en grec mais qui, comme le *Ne pas se chagriner* dont il sera question un peu plus loin, a miraculeusement été retrouvé en 2005 dans le même manuscrit d'un couvent de Thessalonique, le *Vlatadon 14* (XVe siècle). Ce témoignage de Galien est donc à la fois très précieux et tout à fait nouveau :

---

[29] Le dixième livre est perdu en grec comme en arabe. Voir Galien, *Sur ses propres livres* III 8, éd. et trad. V. Boudon-Millot, Paris, CUF, 2007, p. 143.

[30] De fait, Galien distingue clairement les maladies de l'âme dirigeante situées dans l'encéphale des autres troubles du caractère qui ont leur origine dans l'âme irascible et l'âme concupiscente.

> Que nous avons une âme, j'en suis persuadé comme tout le monde. En effet, la cause du mouvement volontaire et de la sensation par les organes sensibles, je vois que tous la nomment âme, mais j'avoue ignorer quelle est la substance de l'âme et bien davantage si elle est immortelle ou mortelle. Ainsi, lorsque je composai les livres *Sur les doctrines d'Hippocrate et Platon*, d'abord pour moi « contre l'oubli de la vieillesse » comme le dit Platon[31], et ensuite pour en faire part à mes amis qui l'avaient demandé, en aucun endroit de cette œuvre, je n'ai déclaré si l'âme est mortelle ou immortelle, ni de même si elle est incorporelle ou si elle est un corps[32].

La chose est claire, le problème de Galien en tant que médecin est non de se prononcer sur la nature de l'âme mais précisément de penser le rapport et la relation âme/corps :

> Puisque j'avoue tout ignorer, pour ma part, de la substance de l'âme, et ne pas même savoir si elle est mortelle ou immortelle, nous voyons qu'il y a pourtant un point d'accord entre ces deux options, à savoir que l'âme est susceptible d'habiter dans le corps tout entier, même si elle est immortelle et incorporelle[33].

Et Galien poursuit son raisonnement comme suit :

> Étant donné que la génération du corps provient du mélange quel qu'il soit des quatre éléments (*i.e.* chaud, froid, sec et humide) et s'il est vrai que l'âme est façonnée avec le corps, il est raisonnable de penser que sa génération résulte du mélange lui-même des quatre éléments (*i.e.* air, terre, eau et feu), l'âme ne pouvant posséder un principe de génération et le corps sensible un autre. Car l'âme ne possédant pas, je suppose, de substance en elle-même […], elle possède une forme qui est celle du corps.

---

31 Réminiscence du *Phèdre* 276d.

32 Galien, *Sur ses propres opinions* 3, éd. et trad. V. Boudon-Millot et A. Pietrobelli, *Revue des Études grecques* 118, 2005, p. 192-193.

33 *Ibid.* 7, éd. et trad. Boudon-Millot et Pietrobelli, p. 198.

Le texte est lacunaire, et le contenu difficile, mais l'idée générale est bien celle d'une communauté de nature entre l'âme et le corps. Galien continue en effet sa démonstration en soulignant que « l'âme demeure dans le corps tant que ce dernier préserve son tempérament intact (*i.e.* son équilibre entre le chaud, froid, sec et humide) », mais que lorsque le corps a atteint le froid et le sec le plus extrêmes (ce qui est le signe de l'extrême vieillesse) et ne peut plus accomplir ses activités propres, il en va de même pour l'âme qui se consume en même temps que le corps. Voilà donc ce qu'il est utile au médecin de connaître – et non pas si l'âme est immortelle et incorporelle[34] – « pour le traitement des passions de l'âme ». Et Galien va donner des exemples de cette dépendance de l'âme qui « une fois établie sa résidence dans les corps, devient l'esclave de leurs natures », nature résultant du mélange formé à partir des quatre éléments (chaud, froid, sec et humide). L'exemple du vin absorbé en excès par le corps et qui entraîne l'ivresse de l'âme est bien connu et a abondamment été utilisé par Platon et repris par Galien[35]. Outre celui du vin et de l'ivresse, Galien recourt aux exemples suivants pour convaincre son lecteur :

> Car il faut que le corps destiné à recevoir soit adapté, et que l'âme, au cas où il viendrait à subir une altération importante dans son mélange, s'en échappe immédiatement, en particulier s'il est fortement refroidi lors de l'évacuation de sang, de la prise de médicaments refroidissants, ou lorsque l'air ambiant est très froid, ou s'il est réchauffé de façon immodérée lors de fièvres, de l'inspiration d'une flamme,

---

[34] Il n'est pas même nécessaire au médecin de savoir où siègent les différents principes de l'âme tripartite platonicienne : « Que le premier principe réside dans le cerveau, l'autre dans le foie et le troisième dans le cœur ne fait pas partie des connaissances nécessaires pour cela » ; voir Galien, *Sur ses propres opinions* 8, éd. Boudon-Millot et Pietrobelli, *REG* 118, 2005, p. 201. Ces recherches peuvent en revanche intéresser le philosophe (voir l'exemple de Démocrite cité plus haut) et, pour Galien, « sont seulement nécessaires à ceux qui s'occupent de philosophie spéculative ».

[35] Voir notamment Galien, *Que les facultés de l'âme suivent les tempéraments du corps* 3, trad. V. Barras *et alii*, Paris, Les Belles Lettres, 1995, p. 84-85.

> ou de la prise de médicaments fortement réchauffants. Et ce n'est pas seulement lorsque le mélange du corps est ainsi altéré que nous voyons l'âme se séparer du corps, mais également lorsqu'il est complètement privé de respiration, à la suite là aussi de quelque altération survenue au corps. Je crois donc savoir que, tant que le bon mélange naturel est maintenu dans le corps, il est impossible que l'âme s'en sépare. Et c'est pourquoi il n'est pas nécessaire de savoir quelle est la substance de l'âme, ni pour guérir les maladies, ni pour conserver la santé, ni de même pour pratiquer la philosophie morale, pratique et politique (car chacun peut bien la nommer comme il veut pourvu qu'il la sépare de la théorétique)[36].

Ayant ainsi physiologiquement justifié et théorisé le fait que, comme le proclame le titre d'un de ses traités, *Les Facultés de l'âme suivent les tempéraments du corps,* Galien – sur le modèle du traité hippocratique d'*Airs, Eaux, Lieux* abondamment cité dans le *Que les facultés de l'âme suivent les tempéraments du corps* – va dès lors s'appliquer à distinguer l'influence de la nature – qu'on appelle aujourd'hui la génétique – et de l'environnement par rapport à ce qui relève de l'enseignement et de la société (*i.e* la culture). Galien va ainsi s'efforcer de démontrer que les maladies de l'âme, comme les maladies physiques, sont pour une bonne part non seulement liées aux régimes – entendu au sens large de mode de vie ou hygiène de vie et comprenant la nourriture, les boissons, les exercices, la veille, le sommeil etc. –, mais aussi aux climats – dont la variation des saisons influe sur les tempéraments –, comme l'avait déjà bien montré Hippocrate dans *Airs, Eaux, Lieux*[37]. Aussi le médecin hippocratique recommandait-il déjà de « faire preuve à l'égard

---

[36] Galien, *Sur ses propres opinions* 15, éd. et trad. Boudon-Millot et Pietrobelli, p. 211-212. Par cette expression de « philosophie théorétique », Galien vise tout savoir purement spéculatif.

[37] À l'appui de cette thèse, Galien dans son *Que les facultés de l'âme suivent les tempéraments du corps* 9 : trad. Barras *et alii*, op. cit., p. 104, cite également Platon dans les *Lois* 747d : « Il ne nous échappe pas non plus que les lieux diffèrent les uns des autres en ce qu'ils engendrent des hommes meilleurs ou pires ».

des malades de compréhension, car ce n'est pas eux qui sont les auteurs de la violence, mais la constitution contre nature de leur affection[38] ». Et Galien, dans le *Que les facultés de l'âme suivent les tempéraments du corps*, va encore plus loin en affirmant qu'il ne convient pas de louer les uns pour leur intelligence et de blâmer les autres pour leur sottise dont les uns comme les autres ne sont pas personnellement responsables[39].

Pas question pour autant d'exonérer le méchant ou le dépravé de toute responsabilité. Galien, bien au contraire, invite tous ceux qui le souhaitent à venir apprendre auprès de lui ce qu'ils doivent boire et manger pour perfectionner leur âme :

> Outre les nourritures, boissons et vents, je leur enseignerai aussi les tempéraments de l'environnement et les régions qu'il convient de choisir ou de fuir[40].

Mais cela ne suffit pas encore, car on doit aussi s'efforcer d'améliorer son âme par l'éducation et l'enseignement en recourant notamment à des exercices, en un mot en exerçant un contrôle sur ses passions. Dans cette perspective, la diététique ne se substitue donc pas purement et simplement à la morale, mais le médecin qui se veut aussi philosophe a également des conseils à donner[41].

---

[38] Hippocrate, *Quel doit être le disciple du médecin?* Sur ce traité également connu dans la tradition arabe sous le titre de *Testament* et resté longtemps inédit (1re éd. au XXe siècle, en 1970, par K. Deichgräber), voir Jacques Jouanna, *Le Serment hippocratique : sa signification dans l'enseignement et l'éthique médicale au passé et au présent*, Dialogues d'Athènes ; (http://athensdialogues.chs.harvard.edu/cgi-bin/WebObjects/athensdialogues.woa/wa/dist?dis=45).

[39] Galien, *Que les facultés de l'âme suivent les tempéraments du corps* 6, trad. Barras *et alii*, op. cit. p. 92-93.

[40] Galien, *Que les facultés de l'âme suivent les tempéraments du corps* 9, trad. Barras *et alii*, op. cit. p. 106.

[41] Il y a cependant une contradiction dans le raisonnement de Galien qui admet à la fin du *Que les facultés de l'âme suivent les tempéraments du corps*, qu'il existe en chaque homme un sentiment moral inné qui le conduit à préférer le bien et à fuir le mal, alors même qu'il vient d'affirmer que les passions de l'âme sont toutes dépendantes du tempérament du corps. Une difficulté qui, sans nul doute, résulte de sa fidélité à l'enseignement de Platon pour qui l'acte moral est

## L'enseignement pratique du traité *Ne pas se chagriner*

Toutefois, si Galien est généreux en conseils diététiques destinés notamment aux intellectuels[42], le médecin-philosophe, dans sa pratique médicale, se montre beaucoup plus circonspect en matière de traitement des affections psychiques, et rares sont les passages où il aborde directement la question. La raison en paraît double : d'une part, le traitement se résumait à rétablir le chaud ou le froid, et éventuellement le sec ou l'humide, à l'aide des procédés habituels (médicaments, massages ou affusions topiques) et ne devait pas être suivi d'effets très spectaculaires ; et d'autre part les malades les plus violents devaient difficilement se laisser approcher. Galien fait allusion à cette difficulté et à la nécessité, dans le cas des maladies psychiques plus encore que pour les autres maladies, d'observer très attentivement avant toute intervention tous les faits et gestes du malade pour établir un diagnostic le plus fiable possible. Ce conseil prend tout son sens quand l'on sait que de tels malades, comme le note également Galien, peuvent facilement donner le change en alternant phase de délire et moment d'apaisement. Galien mentionne ainsi un rhéteur et un mathématicien tous deux atteints de *phrénitis* mais qui pouvaient alternativement tenir des propos cohérents sur leur art et peu après proférer les pires invectives, ou encore qui pouvaient tour à tour se montrer étonnamment téméraires ou au contraire effrayés pour la moindre cause[43].

Paradoxalement, ce n'est donc pas dans le traité intitulé *Que l'excellent médecin est aussi philosophe* que l'on trouvera l'exposé le plus développé sur cette pratique de la médecine de l'âme, mais dans une lettre que Galien, à la fin de sa vie, après le grand incendie de Rome de 192 où il perdit presque tous ses

---

en quelque sorte le résultat d'un choix esthétique.

[42] J. Jouanna, « Does Galen have a medical program for intellectuals and the faculties of the intellect ? », *in* Ch. Gill, T. Whitmarsh, and J. Wilkins, *Galen and the Word of Knowledge,* Cambridge University Press, 2009, p. 190-205.

[43] Galien, *Commentaire au Prorrhétique 1 d'Hippocrate* I, 27, éd. H. Diels, *CMG* V 9, 2, Leipzig et Berlin, 1915, p. 40-41.

livres et une grande partie de ses biens les plus précieux, adressa à un de ses amis resté à Pergame. Dans cette lettre à laquelle il a déjà été fait allusion, intitulée *Ne pas se chagriner*, et que j'ai eu la chance de retrouver en 2005 dans un manuscrit de Thessalonique, Galien expose à son correspondant comment il a vu mourir de chagrin un grammairien incapable de survivre à la perte de ses livres et comment lui-même est parvenu à « ne pas se chagriner » malgré la cruauté de l'épreuve qu'il dut surmonter[44]. De fait, à soixante-trois ans passés, Galien se mit courageusement au travail pour réécrire les livres qu'il avait perdus et dont il ne put retrouver de copies. Le *Ne pas se chagriner*, qui livre des renseignements tout à fait inédits sur la topographie de Rome, la progression exacte de l'incendie depuis la Voie sacrée jusqu'aux principales bibliothèques du Palatin et qui nous a conservé maints autres renseignements sur la vie intellectuelle de la Rome antique constitue donc un témoignage particulièrement précieux pour les historiens, philologues et archéologues. Du point de vue de la médecine, le *Ne pas se chagriner* nous montre aussi, en quelque sorte, Galien à l'œuvre dans sa tâche de médecin des âmes.

La première condition pour la réussite d'un tel traitement, hormis dans le cas de quelques hommes d'exception parmi lesquels Galien se range sans hésitation, est d'avoir soi-même conscience de ses passions. L'exercice spirituel de la *praemeditatio*, pratique qui consiste à imaginer des maux futurs pour nous préparer à mieux les endurer s'ils viennent un jour à nous frapper, est un de ceux recommandés par Galien dans le *Ne pas se chagriner* et auquel il s'est personnellement entraîné. C'est ainsi que les arrestations arbitraires et la terreur qui ont marqué le règne de Commode ont permis à Galien de relativiser l'ampleur des pertes subies :

> [...] de sorte que chaque jour moi aussi au spectacle de chacun de ces malheurs (*i. e.* les assassinats et les arrestations ordonnés par Commode), j'ai exercé mes représentations en

[44] Galien, *Ne pas se chagriner*, éd. et trad. V. Boudon-Millot et J. Jouanna, avec la collaboration d'A. Pietrobelli, Paris, CUF, 2010.

> les orientant vers la perte de tout ce que je possède, en y adjoignant le fait de me briser pour ainsi dire moi-même en m'attendant à être envoyé dans une île déserte, comme ce fut le cas pour d'autres qui n'étaient même pas coupables. Dès lors que quelqu'un, après s'être attendu à être envoyé dans une telle île avec la perte totale de tous les biens qu'il possédait, s'est préparé à le supporter, assurément alors en cas d'une perte quelconque sans privation d'aucun de ses autres biens, il ne devrait pas s'en chagriner[45].

À tous les autres qui auront du mal à faire ce travail sur eux-mêmes sans l'intervention d'un tiers, Galien, comme il s'en est expliqué dans un autre traité *Sur le diagnostic et le traitement des passions de l'âme*, recommande de se mettre en quête d'un homme vraiment sincère, qui, dans un entretien seul à seul, acceptera de nous dire s'il constate en nous l'une de ces passions qu'il faudra éradiquer. Il faudra alors savoir le plus grand gré à cet homme de sa réponse et le tenir pour notre sauveur « plus encore que s'il nous avait sauvé le corps d'une maladie », le but de cette quête étant de devenir non pas semblable à un dieu (formule qui est là encore une réminiscence du *Théétête* de Platon[46]), mais un homme de bien (*kalos kagathos*).

La formule mérite d'être méditée, les passions étant ici assimilées à des maladies de l'âme dont il est encore plus précieux d'être délivré que des maladies du corps. Poursuivant le parallèle, Galien précise que, de même que la vieillesse ne saurait être une excuse pour négliger la santé de notre corps, de même elle ne devrait pas nous amener à renoncer à améliorer notre âme, dans le but « de ne pas devenir aussi laid dans notre âme que Thersite dans son corps » – la référence au misérable guerrier de l'*Iliade* étant cette fois-ci homérique[47]. Mais si Galien, pour le

---

[45] Galien, *Ne pas se chagriner* 54-55, trad. Boudon-Millot et Jouanna, p. 18.

[46] Platon, *Théétête* 176b : « Or, la fuite consiste à se rendre, dans la mesure du possible, semblable à la Divinité ; et se rendre semblable à elle, c'est être devenu juste et pieux avec l'accompagnement de la pensée. »

[47] Galien, *Sur le diagnostic et le traitement des passions de l'âme* I, 4, trad. Barras *et alii*, p. 13.

corps, fixe le seuil de la vieillesse à l'âge de cinquante ans, pour l'âme, il abaisse cette limite à la quarantaine, âge au-delà duquel, selon lui, il devient impossible d'être secouru ; dans certains cas cependant et pour ne pas, dit-il, qu'on lui reproche d'« être inhumain », il accepte de repousser cette limite à la cinquantaine[48]. Mais le mieux est de prendre soin de son âme dès l'enfance : de fait, « la plupart des hommes laissent croître les passions de leur âme au point qu'elles deviennent incurables » et il faut donc les éradiquer avant qu'elles n'arrivent au terme de leur croissance[49]. Sans doute le grammairien du *Ne pas se chagriner* auquel il a déjà été fait allusion était-il trop âgé pour bénéficier d'un tel traitement. Galien, évoquant la mort de ces intellectuels que toute leur science n'a pas suffi à préserver du chagrin éprouvé après une perte douloureuse, en dresse le portrait suivant pour son correspondant :

> Et tu as appris, disais-tu, que même Philidès le grammairien, après la perte de ses livres dans l'incendie, est mort consumé par le découragement et le chagrin tandis que tel et tel autre s'avancèrent pendant longtemps vêtus de manteaux noirs, maigres et pâles, semblables à des gens en deuil[50].

Dans le *Ne pas se chagriner,* Galien déclare ainsi qu'il n'y a pas de perte quelconque qui doive nous chagriner tant qu'il nous reste de quoi manger, boire et nous vêtir, c'est-à-dire de quoi veiller à la santé de notre corps en le mettant à l'abri des besoins primordiaux que sont la faim, la soif et le froid[51]. De même, il suffit de posséder

[48] Galien, *Sur le diagnostic et le traitement des passions* I, 10, p. 39.

[49] *Ibid.* I, 7 et 10, p. 28 et 39.

[50] Galien, *Ne pas se chagriner* 7, trad. Boudon-Millot et Jouanna, p. 4.

[51] Galien, *Ne pas se chagriner* 78b, trad. Boudon-Millot et Jouanna, p. 24. On retrouve la même idée dans le *Diagnostic et traitement des passions de l'âme* I, 8, trad. Barras *et alii*, p. 32-33. Sur cet adage cher à Galien, voir V. Boudon-Millot « De Pythagore à Maxime Planude en passant par Galien : la fortune exceptionnelle de l'adage médico-philosophique ὡς μήτε πεινῆν μήτε ῥιγοῦν μήτε διψῆν », *in* L. Perilli, Ch. Brockmann, K.-D. Fischer et A. Roselli (éd.), *Officina Hippocratica. Beiträge zu Ehren von Anargyros Anastassiou und Dieter Irmer*, Berlin-New York, Walter de Gruyter, Beiträge zur Altertumskunde, Bd. 289, 2011, p. 3-27.

une fortune qui nous permette de pourvoir aux besoins naturels et nécessaires du corps, tout le reste étant superflu. Il ne s'agit pas de l'affirmation d'une ascèse exigeante ou d'un principe stoïcien inflexible, et encore moins de l'expression d'un mépris pour les choses du corps et le confort matériel, mais bien au contraire du rappel d'une nécessité en quelque sorte physiologique : la santé du corps est notre bien le plus précieux dans la mesure où la maladie physique peut entraîner celle de l'âme et vice versa. Mais si Galien affirme le caractère en quelque sorte réflexif de cette relation âme/corps, le chagrin éprouvé par l'âme pouvant détruire la santé du corps et même aller jusqu'à provoquer sa mort, en revanche cette relation n'est pas exactement symétrique puisque, pour assurer cette santé de l'âme dont nous avons vu qu'elle était encore plus précieuse que celle du corps, il suffira de jouir d'une santé physique qui, sans être excellente, soit seulement satisfaisante, seule chose finalement qui soit vraiment nécessaire à l'homme de bien.

## Conclusion

La relecture opérée par Galien à la fois de la théorie platonicienne de l'âme et de la définition hippocratique de la maladie comme le déséquilibre des quatre éléments – eau, terre, air et feu – et des quatre qualités – chaud, froid, sec et humide – qui constituent l'être animé lui a fourni un modèle nosologique et étiologique unique pour le corps et pour l'âme. Parallèlement, en refusant d'adhérer à un déterminisme exclusif, il a su réserver, à côté du rôle de la nature – ce que nous appellerions aujourd'hui la génétique –, une place à l'enseignement et à la culture dans la formation morale de l'individu qui, du même coup, ne se trouve pas exonéré de toute responsabilité. Le médecin antique a également su contourner un écueil majeur, dont il n'a pas été question ici mais que certains de ses successeurs ne sauront pas tous complètement éviter : les pièges de la physiognomonie[52].

[52] Même si le terme de *physiognomonia*, qui fait son apparition dans le traité hippocratique *Des Épidémies*, est utilisé par Galien, l'objet premier de cette

En revanche, en confondant sous l'appellation commune de «maladies de l'âme» (ψυχῆς πάθη) à la fois ce qui dépend de l'âme rationnelle –située dans le cerveau et seule responsable des maladies psychiques ou mentales au sens moderne du mot– et ce qui relève des deux autres espèces d'âmes situées dans le cœur et dans le foie et responsables de ce que nous considérons aujourd'hui comme de simples traits de caractère, et en leur attribuant les mêmes causes naturelles liées au régime, Galien s'est du même coup autorisé à intervenir à l'intérieur des deux champs aujourd'hui clairement séparés de la psychiatrie et de la morale. Nous touchons donc ici à une différence fondamentale entre la médecine galénique et la médecine contemporaine. Bien plus, en retenant au nombre des maladies de l'âme, outre les troubles du comportement –qui relèvent de fait de la psychiatrie moderne–, le rôle délétère des passions, Galien a très largement méconnu le rôle positif de ces dernières qui, en nous rendant plus réceptifs et plus sensibles à certaines émotions, auraient même tendance, là encore selon la psychiatrie moderne, à nous rendre plus intelligents.

Cette approche en quelque sorte globalisante des maladies de l'âme qui leur assigne toutes une même cause naturelle et physiologique a cependant permis à Galien, en quelque sorte d'anticiper le courant récent qui aujourd'hui tend de plus en

---

discipline, dans sa forme ancienne et technique, est uniquement de manifester la correspondance entre *sôma* et *psyché*, attestée par la *sympathie* du corps et de l'âme «sans nul délit d'anthropomorphisation», selon la formule d'Arnauld Zucker, «La physiognomonie antique et le langage animal du corps», in *Rursus* 1, 2006, p. 1. Elle est donc étrangère, dans sa conception et dans ses buts, à la pseudo-science dont ses avatars modernes l'ont travestie, voir M. Dumont, «Le succès mondain d'une fausse science, la physiognomonie», *Actes de la recherche en sciences sociales* 54, 1984, p. 2-30 et V. Laurand, «Les hésitations méthodologiques du Pseudo-Aristote et de l'Anonyme latin», *in* C. Bouton et V. Laurand (éds), *La physiognomonie. Problèmes philosophiques d'une pseudo-science*, Kimé, 2005, p. 17-44. Développée par le théologien suisse Gaspard Lavater (1740-1801) dans *L'Art de connaître les hommes par la physionomie* (1775-1778), Paris, 1820, la physiognomonie connut son essor au XIXe siècle, en particulier avec les thèses du criminologue Cesare Lombroso exposées dans son ouvrage *L'Homme criminel* (ce qui vaut encore à cette théorie d'être parfois appelée le lombrosianisme), avant d'inspirer au XXe siècle certaines thèses du nazisme.

plus à identifier des causes chimiques à l'origine des maladies mentales, notamment dans le cas de certaines dépressions.

Enfin, en réservant, à côté de la génétique, une place à l'enseignement et à la culture dans la formation morale de l'individu et l'éducation des passions, la réflexion de Galien se révèle susceptible d'éclairer d'un jour nouveau le débat actuel au sein des neurosciences sur la responsabilité du malade mental. En effet, expliquer les maladies de l'âme par un mauvais mélange du tempérament –comme le fait Galien– ou par un dysfonctionnement de certains neurones –comme le proposent certains neurobiologistes–, ne doit pas pour autant amener à considérer que le malade n'a aucune responsabilité ni aucune prise sur ce qui lui arrive puisque seuls son tempérament ou ses neurones seraient en cause. Bien plus, en témoignant qu'un être humain n'est pas, et ne sera jamais, un simple agrégat d'humeurs réductible à l'équilibre de son tempérament, et en rappelant la nécessité d'une relation de confiance entre malade et médecin, Galien anticipe là encore la position de ces psychiatres qui, parce qu'ils refusent une vision trop réductrice de l'homme ramené à ses simples neurones, privilégient une approche globale de la maladie mentale et s'efforcent de toujours allier à un traitement médicamenteux destiné à modifier l'équilibre chimique du corps, un indispensable dialogue entre le patient et le médecin.

# Débat

**Bernard Reber**

Merci beaucoup d'avoir rendu Galien aussi proche de nous. Il aurait pu faire partie du programme sur le *Human Brain Project* qui est mené actuellement à l'École polytechnique fédérale de Lausanne.

J'aurai trois questions à vous poser, vous n'êtes pas obligée d'y répondre extensivement.

Y a-t-il une seule conception de la bonne santé chez les Grecs ? Est-elle plus préventive que curative ? Parce que c'est un *topos*, un lieu commun de dire que nous sommes plutôt ici dans la médecine curative et qu'en Chine on serait dans une médecine plus préventive.

Deuxième question : Est-ce que cette vision de la bonne santé chez les Grecs s'accompagne forcément d'une perspective philosophique ? Et est-ce qu'elle est ouverte à tous, ou au contraire non, elle est pour un petit groupe de personnes, ceux qui sont ouverts à la philosophie ? Dans ce cas-là, qu'est-ce qu'on doit faire des diverses écoles philosophiques, puisque chez les Grecs on entrait en philosophie comme on entre en religion. Ce n'est pas comme les philosophes aujourd'hui : vous êtes, je suis, nous sommes simplement des ouvriers spécialisés du grand atelier de la pensée. Ce n'était pas comme ça à l'époque.

Et puis dernière question, puisque nous avons une helléniste parmi nous et qu'on répète depuis longtemps qu'on doit aux Grecs, et notamment à Platon, un dualisme terrible entre le corps et l'âme : quelle est la responsabilité des Grecs dans cette idée tenace, à la fois de ce dualisme et de l'invention de l'âme ?

**Véronique Boudon-Millot**

Alors je vais essayer de ne pas les oublier. Je commence par la première, où il faut être bref sur un sujet très large. En effet, le concept de santé chez Galien est un concept excessivement large, et pour lui, la santé, c'est [à la fois] les corps sains, les corps malsains et les corps neutres. Donc, il y a du malsain dans la santé. Et là où la santé s'arrête, c'est où commence véritablement la maladie. Ce qui signe l'arrivée de la maladie, c'est la lésion sensible d'une fonction. Donc, c'est à partir du moment où il y a une fonction du corps qui, de façon sensible, n'obéit plus, que vous entrez dans le domaine de la maladie. Avant, vous êtes dans le domaine de la santé et on peut faire beaucoup de choses pour vous. Tous les espoirs sont permis si je puis dire, puisque c'est une question d'équilibre et qu'il est encore possible de faire pencher la balance du bon côté. Donc c'est une vision finalement compréhensible de la santé, assez optimiste. Voilà pour ce qui est de l'extension du domaine de la santé.

Ensuite, la deuxième question : Est-ce qu'il faut faire de la philosophie pour mieux se porter ? Là, il faut certainement distinguer à la fois la théorie et la pratique. C'est-à-dire qu'il y a une médecine qui est normalement accessible à tous – c'est l'idéal hippocratique, un Hippocrate qui va soigner les hommes libres, les esclaves, et qui ne va jamais demander d'argent en échange de ses soins. Ça, c'est la théorie et c'est l'idéal hippocratique. On ne peut pas confondre les deux époques sans doute – Hippocrate, Ve siècle avant J.-C., Galien IIe siècle après –, la société a changé, mais l'idéal reste le même. En pratique, on voit que Galien soigne tout le monde ; mais Galien avait une fortune personnelle qui le lui permettait et ce n'était pas le cas de ses confrères romains dont il dénonce l'amour pour le gain, et qui, eux, vont demander à être payés, parfois très cher. En théorie, tout le monde peut accéder à la médecine ; en pratique évidemment, ce n'était pas le cas. Même chose pour les études de philosophie. Elles étaient bien sûr réservées – et Galien appartient à cette génération d'enfants dont les pères ont guidé les premiers pas avec un soin tout particulier, ce qui lui a permis d'écouter les leçons des meilleurs maîtres. Mais il se décrit aussi, à son époque, comme une exception. Donc il y avait une élite déjà, comme aujourd'hui, et il y avait les autres.

**Bernard Reber**

Ensuite les différences d'écoles philosophiques.

**Véronique Boudon-Millot**

Le paysage a complètement changé entre Hippocrate et Galien. À l'époque d'Hippocrate, il y a encore l'émergence d'une médecine qui va se construire par rapport à la philosophie, en assimilant l'apport de ceux qu'on ne connaît finalement pas très bien, qui sont ces philosophes présocratiques, pour le dire rapidement, et une médecine qui va se construire comme un objet d'étude propre et qui va essayer de gagner ses lettres de noblesse par rapport à la philosophie. À l'époque de Galien, à l'époque romaine, la médecine est un peu partout et surtout, il y a plusieurs écoles, des écoles médicales rivales qui s'opposent sur des questions de méthodes essentiellement. Il y a des pneumatistes, qui expliquent toutes les maladies par le *pneuma*, il y a des méthodistes, il y a des empiriques, et puis il y a Galien qui a eu ce génie de se placer au-dessus des écoles ; et dans ce contexte, les réponses qui vont être données au statut de l'âme dépendront des écoles et de l'obédience de tel ou tel maître. Galien, pour sa part, est lui un platonicien. Donc Galien opère une relecture de Platon mais en l'ancrant dans un paysage matérialiste, physiologique, où il va expliquer effectivement les perturbations de l'âme en relation avec les tempéraments du corps.

**Bernard Reber**

Dernière question, le dualisme. Est-ce qu'on le doit vraiment aux Grecs ?

**Véronique Boudon-Millot**

Le dualisme, on en a sans doute fait une lecture trop rapide. Évidemment, on parle de Platon, mais déjà chez Platon, la maladie de l'âme existe, et surtout, l'âme n'est pas quelque chose de si immatériel qu'on pourrait le penser, puisque Socrate lui-même dit, qu'il y a des mauvaises pensées qui sont comme des morsures à l'âme. Alors on dira, « c'est une image ! » Mais enfin, l'âme est susceptible d'être mordue, l'âme est susceptible d'être blessée et donc l'âme est susceptible d'être soignée, et chez Platon, il y a aussi ce lieu de l'âme, ces lieux de l'âme qui sont des lieux terrestres, en tout cas corporels, puisque l'âme se situe dans trois organes majeurs du corps. Donc il y a, certes, un dualisme, car l'âme n'est pas réductible au corps, mais il y a une cohabitation de l'âme et du corps qui fait que ces deux entités sont forcées de cohabiter, irrémédiablement j'allais dire.

**Bernard Reber**

Alors, les deux autres solistes (nous avons un baryton et un contre-ténor) veulent-ils éventuellement poser des questions à la suite de ce premier exposé ?

**Georges-Elia Sarfati**

Pour ma part, non. C'est un exposé qui me paraît très clair. Peut-être qu'il y aura des questions qui viendront de l'écoute de ce que nous aurons à dire et qui enrichiront le propos préalable. Ce sera moins redondant, je pense.

**Olivier de La Doucette**

Personnellement, j'aimerais vous poser une question qui a évidemment un rapport avec le champ de mes connaissances, puisque je suis gériatre. Donc je me définis comme un gérontophile, et je m'interroge, compte tenu de votre propos, sur l'approche de l'avance en âge pour Monsieur Galien ; car alors, on s'en sortait à peine à cinquante ans, et au-delà de cinquante ans, la limite n'était pas vraiment définie. J'ai entendu également qu'à cet âge, l'âme se consumait au même titre que le corps. Donc, qu'est-ce que Galien comprenait du vieillissement ? Est-ce qu'il avait, comme on le fait aujourd'hui hélas, tendance à attribuer au vieillissement, au fond, une approche trop médicale, voire même pathologique, puisqu'on considère pour beaucoup que vieillir est une maladie. Ce en quoi je ne suis pas tout à fait d'accord et j'aurai peut-être l'occasion de vous en parler tout à l'heure. Donc, pour Monsieur Galien, la vieillesse était-elle une maladie ? Et si ça n'était pas une maladie, que comprenait-il de ce processus ?

**Véronique Boudon-Millot**

D'abord en effet, les Grecs, on pourrait le dire très rapidement, mouraient sans doute beaucoup plus jeunes que nous, mais ils connaissaient l'extrême vieillesse. Sophocle est mort à plus de quatre-vingts ans, et Galien lui-même a vécu au-delà de quatre-vingt-cinq ans. Donc ils avaient naturellement des exemples de vieillards. Alors, la vieillesse n'est pas une maladie, très nettement non. La vieillesse est un déséquilibre, qui va s'installer au niveau des humeurs et faire que le corps, dans cet espace très large de la santé, ne va plus appartenir exactement aux corps sains, pas encore non plus aux corps neutres, mais va être déjà dans cette zone des corps malsains qui sont très proches de devenir, de façon caractérisée, malades. Mais il faudra qu'un événement intervienne pour ça, c'est-à-dire la lésion d'une fonction. Sinon, quand on est vieux, on est simplement, au pire malsain. Et cet état, malsain, s'explique par un déséquilibre, qui est un déséquilibre des humeurs qui aboutit au fait que le corps âgé est plus humide et plus froid que le juste équilibre des humeurs. Donc le corps âgé est un corps plus humide, plus froid, et on essayera de remédier, on dira aux infirmités de la vieillesse, en réchauffant et asséchant ce corps trop froid et trop humide.

**Bernard Reber**

Très bien. Donc nous pouvons prendre les questions de la salle s'il y en a.

**Public**

Je n'ai pas compris quelle était la différence entre un corps malsain et un corps neutre, et si le corps neutre est déjà dans l'ordre de la maladie.

**Véronique Boudon-Millot**

Alors se surimposent à ces distinctions d'autres distinctions d'ordre temporel. Le schéma –j'aurais pu vous le présenter– est un peu complexe, parce que Galien est quelqu'un qui a fait beaucoup de logique dans sa formation philosophique, et qui aime beaucoup les diérèses. C'est-à-dire que chaque fois qu'il pose une notion, il la distingue en deux, puis en trois, puis en quatre et on arrive à une arborescence dans laquelle il est difficile parfois de ne pas se perdre. Mais dans ce cas particulier, la distinction entre les corps neutres et les corps malsains passe par des distinctions temporelles, selon que les déséquilibres en question dans les humeurs sont observés « toujours », « le plus souvent » ou « jamais ». Donc selon, vous allez balancer : s'il y a des aspects malsains qui sont « assez souvent » mais pas « toujours », on reste dans la zone neutre, si vous voulez. Mais si ces déséquilibres apparaissent « le plus souvent » ou « toujours », on bascule dans la zone malsaine.

**Public**

Cela veut dire que le corps neutre, ce n'est pas la progression invisible de la maladie ?

**Véronique Boudon-Millot**

Non, c'est un état qui est susceptible d'évoluer vers la santé, les corps sains, ou vers les corps malsains.

**Public**

De votre point de vue et dans les études que vous faites, dans l'état actuel des choses, que reste-t-il aujourd'hui de Galien dans la médecine et dans la philosophie ?

**Véronique Boudon-Millot**

Alors, certainement vous l'avez bien compris, ça n'est pas l'apport médical qui fait que Galien peut constituer une lecture actuelle pour les médecins. La théorie humorale a vécu, Molière y croyait encore. Cela dit, en ce qui concerne l'anatomie, bien sûr il y avait quelques erreurs mais Galien était un très bon anatomiste ; en ce qui concerne la guérison de certaines plaies simples, puisqu'ils n'avaient pas de moyens de lutter contre les infections graves, en ce qui concerne la réduction des fractures, ils étaient excessivement doués : ils savaient remettre en place des tas de luxations, telles qu'elles intervenaient à la palestre et ailleurs. Mais si on écarte ce pan-là, c'est-à-dire le pan strictement médical, ce qui reste certainement le plus actuel, de mon point de vue – mais je vous donne vraiment *mon* avis là-dessus –, c'est la primauté accordée à la place du malade dans la relation patient/médecin. En effet, puisque cette médecine n'était pas dotée des instruments d'investigation modernes, évidemment sans IRM, sans tous ces rayons qui permettent maintenant de regarder l'intérieur des corps, le médecin devait interroger le malade. Il interrogeait son malade de façon extrêmement précise et il appréciait d'avoir devant lui un malade éduqué, un malade qui connaissait la médecine, suffisamment, du moins, pour pouvoir correctement répondre aux questions du médecin. Le patient est donc un interlocuteur à part entière et un interlocuteur respecté. Le pire cauchemar du médecin étant de devoir soigner des enfants et des femmes qui, naturellement, ne savaient pas répondre correctement aux questions du médecin.

**Public**

Galien envisageait-il l'intuition en termes de communication de l'âme au corps : l'âme pouvant s'exprimer via le corps, ou pas ?

Secundo : envisageait-il la maladie comme une expression de l'âme, comme un message à transmettre de l'âme ?

**Véronique Boudon-Millot**

En écoutant votre question, j'étais en train de me demander : « Y a-t-il un mot grec pour intuition ? » Et je n'en vois pas. Là, on a vraiment une difficulté, et comme je le disais, le lexique dit beaucoup de la représentation. Donc nous n'avons rien sur cette idée d'intuition. L'idée, en revanche, que l'âme puisse faire... Alors ce ne sera pas exprimé en ces termes-là. Vous pensez bien sûr à des maladies psychosomatiques. Nous n'avons pas le mot « psychosomatique » : nous avons des maladies psychiques, et des maladies somatiques. Voilà ! Nous n'avons pas des « maladies psychosomatiques ». Mais, là encore, si nous n'avons pas le mot, nous avons la chose. Ainsi, Galien fut appelé auprès d'une femme, une femme qui ne dormait plus la nuit. Les insomnies de la femme dérangeaient le mari et l'empêchaient de dormir. Donc le mari appelle le médecin au chevet de sa femme et il assiste à la consultation. La femme ne répond pas, montre une très grande mauvaise volonté, se cache la tête sous les couvertures, et Galien comprend qu'il n'obtiendra rien. Il revient donc le lendemain quand le mari est parti, et il apprend par la servante – parce que la femme ne veut toujours pas se livrer au médecin – que la femme ne dort pas et souffre d'insomnies parce qu'elle est amoureuse en secret d'un danseur, qui occupe ses pensées toutes les nuits. Donc Galien, là, se dit : « Ah ! C'est bien la preuve qu'une maladie de l'âme va se traduire effectivement par une manifestation physique ! » Donc on a la chose, mais on n'a pas le mot.

**Public**

Merci beaucoup pour cet exposé savant et en même temps très proche de nous. Je voudrais savoir, du point de vue de l'histoire de la philosophie, s'il y a un rapport entre Galien et le stoïcisme du second siècle ? Parce que vous avez parlé de platonisme : il est platonicien, mais c'est un platonisme du second siècle, c'est-à-dire un moyen-platonisme, qui est déjà très distancé par rapport au platonisme d'origine. En quoi cela peut-il se capter, sur un exemple, éventuellement, de sa doctrine ? Que répondriez-vous à cela : la part du stoïcisme ? Puisque tous les Stoïciens parlent de médecine du corps et de médecine de l'âme, c'est un lieu commun.

**Véronique Boudon-Millot**

La pensée stoïcienne est fondamentale dans ce débat. Là encore, on a un état de nos sources. On va distinguer le cas de Platon et le cas des Stoïciens. Pour Platon, on a une œuvre qui est relativement bien transmise, on a des traités platoniciens. Galien a lu ces traités et a fait plus que les lire : il les a commentés. Il connaît parfaitement bien Platon, dont il va opérer une relecture. Et ce n'est pas le néo-platonisme ni le moyen-platonisme : c'est le « Platon lu par Galien », au second siècle certes, mais il en fait une lecture directe ; il n'y a pas de médiation. Galien va à la source.

Pour la philosophie stoïcienne, c'est un peu plus compliqué, puisqu'on distingue effectivement les premiers stoïciens puis une deuxième école, si je puis dire, et là, la littérature est beaucoup moins bien transmise. Nous avons une littérature qui est faite de fragments, et ce que nous savons des Stoïciens, pour une très large part, nous le savons grâce à Galien. Chrysippe, par exemple, est un philosophe dont plus de la moitié des fragments ont été transmis par Galien. Donc il faut faire attention, puisque ce que nous savons là des Stoïciens, nous le savons à travers le prisme de Galien. Il est évident que la dette de Galien à l'égard du stoïcisme est très grande et sans doute beaucoup plus grande qu'il veut bien le reconnaître ; car Galien, je l'ai dit, veut se poser au-dessus des écoles mais veut aussi transmettre à son lecteur l'idée qu'il a été le premier à réfléchir, à penser, etc. Donc il est très difficile de faire la part de ce qui est original chez Galien et de ce qu'il a emprunté aux Stoïciens.

**Le « soin de l'âme » aujourd'hui**

À propos de Viktor Frankl (1905-1997)

par

**Georges-Elia Sarfati**

## Introduction

Fondateur de la Troisième École viennoise de psychothérapie, philosophe et psychiatre, déporté de Vienne pendant la seconde guerre mondiale en raison de ses origines juives, rescapé des camps nazis, Viktor Frankl occupe une place de première importance dans le champ de la philosophie existentielle et de la thérapie. Il a développé une réflexion sur la condition humaine, qui met au centre des motivations premières de chaque être humain la recherche du sens. Pionnier de la médecine sociale et du conseil –à la même époque que Adler et Reich–, Frankl s'inscrit dans le mouvement de la phénoménologie. Pour l'*Existenzanalyse* et la «thérapie centrée sur le sens» (ou logothérapie), l'être humain est libre, conscient et responsable. Cet humanisme, ouvert à la dimension spirituelle, propose une perspective inédite sur la genèse de la souffrance et les moyens personnels d'y remédier. Héritier critique de Freud, d'Alder et de Jung, interlocuteur privilégié de la «psychologie humaniste» –Maslow, Rogers, May–, Frankl considère que la «crise du sens» ou la «perte de sens» sont à l'origine de nouvelles pathologies. Sa conception lucide et optimiste de l'être humain, qui prend pour point de départ la question des conditions de l'équilibre individuel, ouvre aussi sur de nombreuses questions de société.

## Le contexte historique et théorique

L'œuvre de Viktor Frankl a longtemps été méconnue en France, elle commence à peine de sortir de l'ombre, ayant peu à peu raison de fortes résistances qu'elle dût affronter aussi longtemps que se perpétua l'hégémonie d'une conception quelque peu mécaniste de la souffrance psychique.

Toutefois, si le nom de Frankl était familier, fut-ce à une fraction restreinte du lectorat, cela est notamment dû à l'écho retentissant que connut la traduction française du témoignage de déportation et de captivité que le psychologue viennois publia au lendemain de la libération : *Un psychiatre déporté témoigne*. L'ouvrage – aujourd'hui repris dans une collection de poche sous le titre quelque peu aguicheur : *Découvrir un sens à sa vie avec la logotéhrapie*[1] – reçut alors un bel accueil, il fut même préfacé par Gabriel Marcel ; mais du fait de la tonalité spritualiste de son auteur, le reste de l'œuvre souffrit pendant plusieurs décennies d'un véritable ostracisme. Un autre ouvrage de Frankl, à peine plus tardif, connut une première traduction, il s'agit de la thèse de philosophie que celui-ci défendit en 1948, à l'université de Vienne : « Le Dieu inconscient ». Loin d'accroître sa notoriété dans un contexte peu enclin à le lire, cette seconde publication acheva d'exposer l'œuvre de Frankl à une durable autant qu'injuste fin de non-recevoir de la part de l'édition et du lectorat français.

En l'espace de deux prises de parole, précisément attestées par chacun de ces deux livres, Frankl donnait l'occasion aux lecteurs qui le souhaitaient, de se familiariser avec les deux versants de sa réflexion : la logothérapie d'une part, l'*Existenzanalyse* d'autre part.

Il est un fait que ces deux dénominations ne réfèrent pas exactement au même objet ; il convient d'en expliciter la signification, et d'en restituer la logique, pour prendre la mesure de la contribution franklienne. Le fondateur de la « thérapie centrée sur le sens » avait forgé dès 1926 le vocable de « logothérapie », pour

[1] V. Frankl, *Découvrir un sens à sa vie avec la logothérapie,* Paris, éd. J'ai Lu, 2013.

désigner une modalité inédite du soin psychique, et, en 1938, il avait forgé le vocable d'*Existenzanalyse* (ou Analyse existentielle), pour caractériser la dimension philosophique de son projet clinique.

La pensée de Frankl participe simultanément de trois champs de savoir : la psychanalyse dont elle propose d'enrichir le spectre, la philosophie – et notamment, nous l'avons dit dès les premières lignes, la phénoménologie historique –, enfin la psychiatrie – plus particulièrement la psychiatrie phénoménologique, dont Frankl est un pionnier, au même titre que Ludwig Binswanger.

## *Viktor Frankl et la psychanalyse*

Pour être appréciée à sa juste valeur, la contribution clinique de Viktor Frankl doit être située par comparaison, vis-à-vis de la psychanalyse de Freud[2] mais aussi de la psychologie individuelle d'Adler[3]. Comme nous l'avons évoqué en commençant, Frankl a d'abord été un familier de Freud, qui publia son premier écrit scientifique en 1923 ; il fut ensuite proche du cercle d'Adler en 1925, mais il prit ses distances avec l'un et l'autre de ces deux maîtres, à partir de 1926. Mentionnons au passage que Frankl, qui fut assez vite proche de l'aile philosophique du mouvement psychanalytique, fut un ami de Rudolph Allers[4], lui-même psychiatre et philosophe thomiste, qui exerça sur son jeune collègue un puissant ascendant intellectuel.

Relativement à Freud et à Adler, Frankl affirme une position originale dans les domaines les plus spécifiques de la psychanalyse naissante :

– *La théorie de la motivation* : Frankl affirme que la motivation fondamentale de l'être humain consiste dans la recherche de sens, et non pas dans le primat du principe de plaisir, situé au cœur de la métapsychologie de Freud[5], ou du principe

[2] Sigmund Freud (1856-1939).

[3] Alfred Adler (1870-1937).

[4] Rudolph Allers (1883-1963).

[5] *Métapsychologie*, trad. fr. J. Laplanche, Paris, Gallimard, Coll. « Folio », 1986.

de puissance d'Adler. Selon Frankl, le principe de plaisir et le principe de puissance constituent, à tout prendre, deux modalités incidentes du principe de sens ;

- *La conception de l'inconscient*: Frankl défend l'idée d'un inconscient spirituel, qui ne se confond pas avec l'inconscient pulsionnel de Freud, ni avec l'ensemble des habitudes acquises, selon Adler, par le sujet dans son milieu familial ou social d'origine. L'idée d'un inconscient spirituel, qui ne se confond pas non plus avec l'instance du « surmoi », suppose, nous y reviendrons, une anthropologie non dualiste ;
- *La conception de la névrose*: Frankl soutient, en outre, que c'est le déficit de sens, ou plus gravement encore, l'absence de tout sens qui est à la racine de la souffrance névrotique, et non pas seulement les complexes intrapsychiques mis en évidence par Freud ni seulement les évolutions pathogènes du sentiment d'infériorité identifiées par Adler ;
- *La conception de la cure analytique*: au contraire de Freud, qui privilégie une conception « archéologique » de l'analyse –focalisée sur le passé du sujet–, ou de Adler, qui privilégie une conception synchronique de l'analyse –focalisée sur le présent du sujet–, Frankl préconise une pratique prospective de l'analyse, précisément axée sur l'avenir du sujet.

L'ensemble de ces différences spécifiques peut être ramené à la schématisation suivante :

| | **Freud** | **Adler** | **Frankl** |
|---|---|---|---|
| **Motivation fondamentale** | Principe de plaisir | Principe de puissance | Principe de la recherche du sens |
| **Inconscient** | Pulsionnel | Social | Spirituel |
| **Névrose** | Intrapsychique | Complexe d'infériorité | Déficit ou absence de sens |
| **Axe temporel de la cure** | Passé | Présent | Futur |

## *Viktor Frankl et la phénoménologie*

Le développement de *l'Existenzanalyse* et de la logothérapie s'inscrit dans la mouvance phénoménologique. À ce titre, la pensée de Frankl participe du mouvement de retour « aux choses mêmes », préconisé par Edmund Husserl dès les *Recherches logiques* en 1900. Dans le contexte de son émergence, la phénoménologie réagit au naturalisme, ainsi qu'au psychologisme, elle constitue une défense de la subjectivité, un plaidoyer pour la philosophie du sujet dont il est aisé de suivre les filiations, depuis le *Discours de la méthode* de Descartes en 1637 jusqu'à la *Psychologie d'un point de vue empirique* de Frantz Brentano en 1874. Ce qui intéresse Frankl dans la phénoménologie, c'est la réaffirmation, dans le contexte du positivisme, d'une conception active de la conscience, comprise comme instance intentionnelle. Pour tous les tenants de la phénoménologie de Husserl, cette thèse permet de s'affranchir d'une conception galiléenne de la science. Dans la perspective clinique, qui est celle de Frankl, ce point de vue revêt toute son importance, puisqu'il s'agit, avec l'*Existenzanalyse* et la logothérapie, d'affranchir la psychanalyse et la psychiatrie de leur ancrage naturaliste. Aussi bien Frankl reprend-il entièrement à son compte l'analyse husserlienne de la *Crise des sciences européennes*[6] qui voit dans l'usage hégémonique d'une conception physicaliste de la science une des sources de la chosification de l'être humain.

## *Viktor Frankl et la psychiatrie phénoménologique*

Dès ses premiers écrits, Frankl plaide en faveur de ce qu'il appelle une « réhumanisation de la psychiatrie ». Karl Jaspers l'avait quelque peu précédé, en réévaluant la problématique de la « maladie mentale » à partir du point de vue de la phénoménologie : son *Traité de psychiatrie,* en 1913, faisait valoir tout le bénéfice, pour le médecin, de tenter d'induire par « empathie » le point de vue du patient. Cette importante contribution marque le

[6] E. Husserl, *La Crise des sciences européennes et la phénoménologie transcendantale*, trad. fr. G. Granel, Paris, Gallimard, Coll. « Tel », 1989.

commencement d'une critique de l'organicisme qui régnait en psychiatrie depuis les Lumières. Certes, si la psychanalyse confère une autonomie au psychisme, avec Freud, elle demeurait tributaire d'une conception causaliste des faits mentaux.

L'*Existenzanalyse* de Frankl demeure redevable de son inspiration spiritualiste et humaniste à la pensée de Viktor Emil von Gebsattel[7], qui voit dans la névrose l'échec de l'accomplissement individuel. Plus tard, l'œuvre d'Otto Rank[8] ne dira pas autre chose, qui considère que la souffrance psychique a pour raison principale l'échec de la créativité du sujet. Mais Frankl eut encore à se situer par rapport à la pensée de Ludwig Binswanger –théoricien de la *Daseinsanalyse*–, qui fut sa vie durant un correspondant critique de Freud, auquel il objectait de faire peu de cas des enseignements de la philosophie, en faisant la part trop belle à une conception darwinienne de l'être humain. Binswanger objecte notamment au fondateur de la psychanalyse d'appuyer toute sa théorie de l'appareil mental et des mécanismes de l'inconscient sur le postulat de l'«*homo natura*», et de méconnaître la spécificité du mouvement de l'existence humaine.

Lorsque Frankl forge le vocable de *Existenzanalyse*, en 1938, c'est pour distinguer sa perspective clinique de la *Daseinsanalyse* de Binswanger. En effet, si les deux psychiatres revendiquent l'influence de Husserl, ils se séparent sur la question de l'anthropologie: au-delà de Husserl, Frankl revendique l'influence de Max Scheler, pour lequel l'humanité de l'homme consiste dans l'affirmation et le choix axiologiques[9], tandis que Binswanger développe sa propre pensée en regard de l'ontologie fondamentale de Heidegger[10]:

[7] Viktor Emil von Gebsattel (1883-1976).

[8] Otto Rank (1884-1939).

[9] M. Scheler, *Der Formalismus in der Ethik und die materiale Wertethik* (Le Formalisme en éthique et l'éthique matérielle des valeurs) 1913-1916.

[10] M. Heidegger, *Zein und Zeit,* (*Être et Temps*) 1926.

| **Viktor Emil Frankl** | **Ludwig Binswanger** |
|---|---|
| *Existenzanalyse* | *Daseinsanalyse* |
| Max Scheler<br>(Éthique matérielle des valeurs) | Martin Heidegger<br>(le *Dasein*, berger de l'être) |
| Phénoménologie historique (Husserl) | Phénoménologie historique (Husserl) |

En France, la traduction indue de *Daseinsanalyse* par « analyse existentielle » a créé une situation de quiproquos, et, étant donné la durable méconnaissance de Victor Frankl, il en est résulté une confusion. Mais la *Daseinsanalyse* de Binswanger et l'*Existenzanalyse* de Frankl sont radicalement distinctes, et seule la conception de Frankl peut à bon droit, prétendre à l'équivalent français d'Analyse existentielle. La différence ne se joue pas seulement à l'endroit de la terminologie, elle se justifie également sur le fond : tandis que la *Daseinsanalyse* est une méthode descriptive, l'*Existenzanalyse* constitue la matrice philosophique d'un ensemble de méthodes cliniques qui font la particularité de la logothérapie. Nous y reviendrons.

## Les principes fondamentaux

### *L'Existenzanalyse, le concept d'existence et l'éthique*

À l'instar de tous les penseurs de la mouvance existentielle – l'existentialisme sartrien étant l'une des modalités de celle-ci – Viktor Frankl insiste sur le caractère dynamique de l'existence, suggérant par là même que tout existant porte en lui les moyens d'un authentique accomplissement. La désignation d'« *existenzanalyse* » n'est donc pas fortuite, elle tend à mettre d'emblée en exergue ce trait spécifique de la vie humaine. Rappelons que le vocable « existence »/« *existenz* » provient de l'étymon verbal latin *existere*, vocable lui-même obtenu par l'enclise du préfixe « *ex* » (en dehors de) et du verbe « *istere* » (demeurer). Exister signifie littéralement « être situé hors de », ou en d'autres termes : « ne pas se maintenir au même endroit », ni à l'état statique. La notion d'existence emporte donc celle de projet.

S'agissant de donner une définition aussi précise que possible de sa philosophie de l'existence, Frankl explique que l'« analyse existentielle » n'est pas « l'analyse de l'existence », mais « l'analyse *à partir* de l'existence », entendant par là que ce dont il s'agit pour un sujet donné, c'est de se comprendre, de comprendre le mouvement de son existence à partir de la situation ou des situations qui le requièrent. À cela, Frankl ajoute – et cela constitue, relativement à la sagesse des nations, une véritable révolution copernicienne – que ce n'est pas l'être humain qui questionne sa vie, mais l'existence qui le questionne, le mettant ainsi en demeure de répondre. C'est notamment à ce changement de perspective anthropologique que Frankl fait remonter le phénomène de la responsabilité, renouant ainsi avec l'idée antique – grecque et biblique – selon laquelle l'être humain est *causa sui*. En sorte que quiconque refuse de répondre aux questions que lui adresse sa propre vie se dégrade en tant qu'être humain. Exister, c'est d'abord répondre de soi, en vertu de choix spécifiques qui consistent eux-mêmes dans l'affirmation de certaines valeurs.

### *La conception de la condition humaine (conditio humana)*

La philosophie existentielle de Frankl est indissociable d'une conception personnaliste de l'individu. Dans un contexte scientiste, le fondateur de l'Analyse existentielle et de la logothérapie fait valoir, à la suite de Rudolph Allers, que l'être humain est, selon l'expression de Thomas d'Aquin : « *unitas multiplex* », c'est-à-dire une entité unique et unifiée, en dépit de la diversité des points de vue scientifiques auxquels chaque discipline serait tentée de le réduire. C'est à l'occasion d'un colloque qui s'est tenu à Francfort, en 1950, que Frankl a présenté les « dix thèses sur la personne » qui expriment sa conception en ce domaine : 1. La personne est un *individuum* ; 2. La personne n'est pas simplement une unité individuelle (*individuum*), elle est aussi « *insummabile* » (c'est-à-dire irréductible à la somme de ses constituants); 3. Chaque personne est une nouveauté absolue; 4. La personne est spirituelle; 5. La personne est une entité existentielle (irréductible au monde des choses); 6. La personne est aussi un « Je » et pas uniquement un « ça » (ceci fait référence à la conception pulsionnelle de l'inconscient, qui caractérise la psychanalyse de Freud); 7. La personne n'est pas seulement unité et totalité, mais elle fonde aussi l'unité et la totalité (cette thèse constitue une critique du dualisme); 8. La personne est dynamisme (l'existence est une caractéristique humaine); 9. L'être humain, en tant que personne est lié au monde (*Mitwelt*); 10. La personne ne se comprend que relativement à la transcendance.

## *Les divisions de l'Existenzanalyse*

Les perspectives de la « thérapie centrée sur le sens » reposent sur trois principes simples, qui entretiennent entre eux une relation de consécution logique, mais aussi d'implication mutuelle.

Frankl affirme d'abord « la liberté de la volonté »; il affirme ensuite « la volonté de sens », laquelle s'atteste par « le sens de la vie ». Approfondissant cette distinction tripartite, Élisabeth Lukas[11] fait observer qu'à chacune de ces trois postulations correspond effectivement un domaine spécifique de l'Analyse existentielle. Ainsi, l'anthropologie franklienne tiendrait dans le premier principe – liberté de la volonté –, tandis que la deuxième postulation ouvrirait sur la dimension proprement thérapeutique – la logothérapie –, et enfin la troisième postulation résume la philosophie franklienne de l'existence – la vie possède un sens.

En schéma :

| | |
|---|---|
| **Anthropologie** | Liberté de la volonté |
| **Thérapeutique** | Volonté de sens |
| **Philosophie** | Sens de la vie |

[11] E. Lukas, voir *infra* : *L'ontologie dimensionnelle.*

## *Les coordonnées de la condition humaine*

Frankl caractérise la «*conditio humana*» à partir de ce qu'il appelle lui-même des «triades»; il s'agit ici d'appréhender plus spécifiquement ce qui borne ou ce qui fonde la dynamique existentielle :

- *La triade fondamentale* vient d'être évoquée, elle détermine la motivation proprement humaine de la quête de sens ;
- *La triade tragique* : tout être humain est appelé à se confronter au vécu de la souffrance, de la culpabilité et de la finitude, le «tragique» dont il est ici question ne dénote nulle notion de «fatalité» mais entend davantage souligner ce qui pèse sur la condition de mortel, et notamment de mortel conscient du caractère éphémère de l'existence ;
- *La triade existentielle*: elle consiste à affirmer que l'être humain dispose du libre arbitre, qu'il est responsable de ses choix et de ses actes, et qu'il est surtout un être doté de conscience (conscience de soi, conscience morale).

Cette caractérisation de la condition humaine a de quoi surprendre un lecteur contemporain. Que dire alors des premiers lecteurs ou des premiers auditeurs de Frankl, soucieux d'assimiler la « découverte de l'inconscient » ?

Il ne faut certainement pas sous-estimer la portée polémique d'une formulation tendant à réhabiliter la conception d'une humanité libre, consciente et responsable. Il s'agit ici de réagir, après Freud précisément, aux effets culturels d'une certaine vulgate freudienne, qui risquait d'emporter les acquis de l'humanisme européen. Il importe toutefois de comprendre que l'affirmation franklienne entend définir les conditions d'un nouvel humanisme, ou d'un humanisme critique qui prendrait précisément acte de l'apport freudien, et non pas de s'y opposer sans nuance. Pourquoi «nouvel humanisme», ou «humanisme critique» ? La réponse est simple: pour la raison que réaffirmer après Freud la pertinence des concepts de conscience, de liberté et de responsabilité suppose un réexamen de ces mêmes notions, dans la perspective de la découverte freudienne : le sujet de l'inconscient est aussi le sujet de la liberté, et sa liberté consiste notamment à éclairer la part d'ombre qui l'anime, de même que son statut de créature consciente lui fait moralement obligation d'accroître le champ de sa conscience, tout comme d'augmenter la latitude d'expression de sa liberté et de sa responsabilité, en refusant d'être le jouet d'un savoir insu.

## De Rudolph Eucken et Max Scheler à Alfred Adler et Viktor Frankl

La thématique du « sens de la vie » et de l'existence humaine entendue comme « quête de sens » n'est pas spécifique à Frankl. On pourrait même dire que c'est un *topos* des grandes traditions spirituelles, soucieuses d'apporter une solution au problème de la condition humaine, en concevant, au plus près de ce que peut l'humanité, le canon d'une vie selon l'esprit.

Pour comprendre l'usage thérapeutique que Frankl fait de cette thématique, il convient ici de restituer, à grands traits, les principaux jalons d'une généalogie intellectuelle. Rappelons d'abord que c'est chez Rudolph Eucken[12], auteur d'un ouvrage fondateur : *Der Sinn und Wert des Lebens* (*La Valeur et le sens de la vie*)[13], que ce motif apparaît, en même temps que celui de la dimension noétique (noésis), c'est-à-dire spirituelle de l'être humain. Max Scheler[14], qui fut le disciple de Eucken, prolongea la pensée de son maître, en élaborant une anthropologie originale au cœur de laquelle l'idée de « dimension noétique » occupe une place importante. Enfin, rappelons aussi que dans le champ analytique, qu'à son époque Frankl traversa de part en part, c'est à Alfred Adler que l'on doit, dans son dernier ouvrage *Der Sinn*

[12] Rudolph Eucken (1846-1926).

[13] R. Ch. Eucken, *Der Sinn und Wert des Lebens,* édition originale Leipzig, 1908.

[14] Max Scheler (1874-1928).

*des Lebens*[15], d'avoir situé les perspectives de la psychologie individuelle en regard de la question du « sens de la vie ».

Le génie de Frankl n'a donc pas consisté, comme certains le croient, à introduire *ex nihilo* la problématique du sens de la vie dans le champ analytique, en en faisant la matrice de l'*Existenzanalyse* et de la logothérapie, mais plus exactement à transposer dans le champ de la thérapeutique un thème philosophique par excellence, en achevant, à la suite de Adler, de lui conférer des fondements cliniques, avec une tonalité hautement spiritualiste, elle-même héritée de Eucken et de Scheler.

Ce qui fait la particularité de la pensée, aussi bien existentielle que clinique, de Frankl, c'est donc la manière originale dont il articula, l'un avec l'autre, le thème du sens de la vie et celui de la dimension spirituelle de l'être humain.

## *La critique de l'anthropologie classique*

À la suite de Max Scheler qui en fit le premier la critique dans son ultime ouvrage : *Die Stellung des Menschen im Kosmos*[16], Viktor Frankl met en cause les données de l'anthropologie classique. Cette critique consiste à récuser la définition de l'être humain, entendu comme entité constituée d'un « soma » et d'une « psyché », en affirmant que la spécificité humaine se saurait être comprise à partir d'une vue aussi réductrice. À la conception psycho-somatique de l'être humain, Scheler avait opposé ce qu'il nomme une « ontologie dimensionnelle », c'est-à-dire une définition de l'être humain incluant non pas deux dimensions, mais trois (*tertium datur*). Cette troisième dimension consiste dans la « noésis ».

---

[15] A. Adler, *Der Sinn des Lebens*, Wien u. Leipzig, 1933.

[16] M. Scheler, *Die Stellung des Menschen im Kosmos*, Darmstadt Reichel, 1928 ; *La Situation de l'homme dans le monde,* trad. fr. M. Dupuy, Paris, Aubier, 1951.

## *L'ontologie dimensionnelle*

Les termes de cette ontologie spiritualiste sont précisément exposés par Scheler dans l'ouvrage préalablement mentionné[17].

Tandis que la dimension psycho-somatique constitue l'axe de l'immanence, la dimension noétique (ou : spirituelle) constitue l'axe de la transcendance. Frankl tire parti de cette conception pour développer une critique radicale du pan-déterminisme. En effet, selon lui, la dimension psycho-somatique est celle des multiples déterminations qui pèsent sur la condition humaine – génétique, biologique, physique, pulsionnelle, sociologique, linguistique, culturelle, idéologique, etc. :

. Noésis (transcendance)

.

.

.

------------------------------------Immanence (psycho-somatique)

Elisabeth Lukas[18], disciple et éminente continuatrice de Viktor Frankl, spécifie la distinction entre dimension psychosomatique et dimension noétique, en précisant que l'axe de l'immanence correspond à celui du « caractère » – souvent fruit des circonstances –, tandis que l'axe noétique coïncide, dans la mesure où il est cultivé, à la « personnalité ». Sans doute Elisabeth Lukas reprend-elle à Wilhelm Reich ce concept de « caractère », dans la mesure où Reich identifia l'identité apparente de l'individu à la « cuirasse caractérielle » qu'il s'était forgée au gré des évènements, mais aussi des chocs et des épreuves de l'existence. Transposé dans le contexte de l'*Existenzanalyse* et de la logothérapie, cet enseignement revêt d'autant plus d'importance que pour Frankl,

[17] M. Scheller, *La Situation de l'homme dans le monde,* chap. 2 et 3.

[18] E. Lukas, *La Logothérapie. Théorie et pratique*, trad. fr. G. Ferracci, Paris, Tequi, 2004.

l'émancipation de l'individu, autant que son accomplissement en tant que personne, suppose l'étayage de sa dimension spirituelle (ou noétique), véritable processus de remaniement du « caractère ». Mais il y a davantage : le « *caractère* » représente l'*ego psychologique* – le moi individuel –, tandis que la *noésis* a toutes les qualités du moi supérieur, et précisément de ce que Husserl appelle l'*ego transcendantal*.

Incidemment, chacune de ces déterminations est érigée en déterminisme princeps par chacune des disciplines qui entrent dans la catégorie du spectre des sciences causalistes – de la génétique à la sociologie, en passant par la psychanalyse et l'anthropologie. Bien entendu, Frankl ne conteste nullement le poids des déterminations, il conteste seulement que celles-ci puissent livrer la formule ultime de l'humanité de l'homme.

La critique franklienne du pan-déterminisme est une critique du réductionnisme dont le leitmotiv consiste dans l'expression « ne… que » – l'être humain *n*'est *que* la somme de ses déterminations biologiques, psychiques, culturelles, etc. Frankl voit dans toutes les tentatives du réductionnisme la signature du scientisme, et la marque contemporaine du nihilisme. Aussi bien sa compréhension de l'être humain comme « *unitas multiplex* » consiste-t-elle à faire apparaître une dimension irréductible à l'ensemble des essais d'explication exhaustive de la personne. Cette part irréductible, c'est la noésis.

## La dimension noétique

L'idée de « noésis » s'appréhende au double point de vue de l'histoire de la philosophie mais aussi de sa spécification, au-delà de Max Scheler, sous la plume de Viktor Frankl.

### *Qu'est-ce que la noésis ?*

Dans la philosophie antique, notamment chez Platon et Plotin, la noésis constitue la partie supérieure de l'âme. Au-delà du néo-platonisme, le concept de noésis connaît une éclipse ; il reparaît dans la philosophie de Eucken, puis chez Scheler, dans le contexte d'une nouvelle anthropologie. Préalablement, la problématique de la noésis a été réhabilitée par Husserl pour qualifier le processus même de la visée intentionnelle de la conscience : il s'agit de la corrélation noético-noématique, c'est-à-dire de la mise en relation d'une visée et d'un objet (le processus de la visée intentionnelle, ou noèse, s'extériorise dans la saisie de l'essence de l'« objet » visée, ou noème). Ajoutons enfin que la problématique de la noésis occupe une place particulièrement importante dans la pensée de Pierre Theilhard de Chardin, attentif à caractériser l'essor réticulaire de ce qu'il appelle la « noosphère », au-delà de la biosphère, notamment dans son essai : *L'Énergie humaine*[19].

Pour Viktor Frankl, la dimension noétique coïncide avec la dimension spirituelle de l'être humain ; elle s'oppose au psychisme, en ce que ce dernier est le lieu de l'intelligence pratique. Frankl propose différentes définitions de la dimension noétique : celle-ci correspond aussi bien à la « conscience morale », qu'à l'aptitude à faire des choix sensés, c'est-à-dire consubstantiels à l'affirmation d'un ensemble de valeurs. Plus spécifiquement, la dimension noétique correspond à la part de transcendance présente en chaque être humain. Par rapport à Scheler, Frankl apporte une spécification d'importance. La noésis se comprend en regard de deux attributs : l'auto-transcendance (ou : auto-dépassement), et l'auto-distanciation.

La qualité d'auto-dépassement traduit le mouvement même de l'existence, compris comme projet, ainsi que nous l'avons dit[20] ; quant à la qualité d'auto-distanciation, elle consiste dans

---

[19] Le père Theilhard de Chardin distingue entre trois modalités de la noosphère : l'énergie incorporée, correspondant avec « l'étonnante "machine naturelle" du corps humain » ; l'énergie contrôlée, celle que « l'Homme parvient à dominer [...] au moyen des "machines artificielles" » ; et l'énergie spiritualisée, « localisée dans les zones immanentes de notre activité libre ». Voir Theilhard de Chardin, *L'Énergie humaine*, p. 154 *sq*.

[20] Voir *supra* : Les principes fondamentaux/*L'Existenzanalyse, le concept d'existence et l'éthique.*

l'aptitude propre à chaque individu à se représenter – c'est-à-dire à se faire une idée claire de sa situation objective – comme s'il s'agissait d'un autre. De ce point de vue, l'aptitude à l'auto-distanciation ne se confond aucunement avec la faculté introspective. Pour donner une idée précise des possibilités de la mise à distance de soi par soi, Frankl mentionne l'humour – que Freud a particulièrement étudié, sous le rapport du « *witz* », c'est-à-dire du mot d'esprit. Dans un cas, comme dans l'autre, l'auto-transcendance et l'auto-distanciation sont deux formes de l'objectivation, en tant qu'elles attestent d'une même aptitude à se projeter, idéellement, dans un espace-temps, mais aussi relativement à des « objets » absents.

| **Noésis (dimension spirituelle)** | **Principales aptitudes** |
|---|---|
| Auto-transcendance | Elle s'atteste par l'aptitude qui consiste à voir au-delà des réalités du moment, à envisager ce qui pourrait être ou ce qui devrait être. La motivation humaine fondamentale ne consiste pas dans la satisfaction des pulsions mais dans l'accomplissement de certaines valeurs, et dans la concrétisation de significations qui doivent être trouvées dans le monde. |
| Auto-distanciation | Sur le plan intellectuel, l'être humain a la possibilité d'anticiper les conséquences de ses actes. Il a aussi la capacité de mettre une distance entre lui-même et les circonstances, et de s'observer, en faisant preuve de courage, mais aussi de gratitude et d'humour. |

Mais la dimension noétique serait imparfaitement comprise si l'on faisait abstraction du langage qui en matérialise les « projections », dans la mesure où elle puise dans *la fonction symbolique* l'essentiel de ses motifs et de ses motivations sensées. Nous y reviendrons. Précisons enfin que Frankl s'oppose à Freud en ce qui concerne le statut de la conscience morale : celle-ci ne relève pas du « surmoi », mais de la « noésis ». En effet, si *tous les individus « normaux » ont un surmoi, tous les individus n'ont pas développé leur dimension spirituelle.*

Sans doute convient-il ici de souligner la proximité de cette « ontologie dimensionnelle » avec la tradition biblique, soucieuse de réitérer – aussi bien dans ses sources juives que chrétiennes – l'enseignement liminaire à toute éthique selon lequel « l'homme ne vit pas seulement de pain[21] ».

## *La notion de noodynamique*

Frankl a par ailleurs forgé le vocable de « noodynamique », c'est-à-dire de dynamique noétique ou spirituelle, pour parachever de caractériser sa conception de l'existence. Si l'existence est, comme nous l'avons vu, « projet », et « projection », si l'existence est mouvement « hors de soi », c'est qu'elle consiste avant tout dans une dynamique spirituelle. L'existence, en tant que manière d'être au monde (*Mit-welt*), se comprend comme une dynamique aimantée par la quête de sens[22].

C'est la raison pour laquelle, Frankl – s'inspirant une fois de plus de l'éthique matérielle de Max Scheler – identifie le principe de sens à la recherche d'un accomplissement sensé, c'est-à-dire à l'effort constant qui consiste à donner corps à des valeurs.

Dès lors, Frankl distingue entre trois sources de « sens », c'est-à-dire entre trois manières princeps, ou encore trois façons, pour tout individu, de donner de la valeur à son existence : l'*eros*, le *pathos* et l'*ethos*.

[21] *Deutéronome* : 8, 3, et *Matthieu* : 4, 4.

[22] L'idée de noodynamique, entendue comme instance de la transcendance, et du dépassement continu de la dimension psycho-sémantique appelle une autre remarque : autant le psycho-soma repose-t-il sur le principe de l'homéostasie (lequel garantit la restauration de l'énergie dépensée), autant la noésis, nous dit Frankl, ignore la régulation homéostatique, puisqu'elle est tension constante vers un accomplissement. Ici un parallèle fécond peut être établi entre la noodynamique entendue comme dynamique spirituelle, et la philosophie du mouvement de l'existence développée par le phénoménologue tchèque Jan Patočka. Ce dernier identifie « trois mouvements de l'existence » : l'acceptation, la reproduction (ou : le travail), et la percée (ou : transcendance). Les deux perspectives se rejoignent sur le statut éminent de la transcendance comme possibilité de l'humain. Cf. J. Patočka, *Le Monde naturel et le mouvement de l'existence humaine*, trad. fr. E. Abrams, Kluwer Academic Publishers, 2003.

Les termes grecs ici utilisés n'ont pas la valeur d'emploi qu'ils ont dans leur usage canonique. À l'*eros* correspond l'ensemble de ce que Frankl appelle les *valeurs d'expérience* – celles-ci consistent à « prendre quelque chose au monde » : expérience de la beauté, de la nature, de l'amour, telles sont les valeurs érotiques, qui sont à proprement parler les valeurs de vie, au sens où Freud oppose précisément l'*Eros*, pulsion de vie, à *Thanatos*, la pulsion de mort. Au *pathos* correspond l'ensemble de ce que Frankl nomme les *valeurs de créativité* – celles-ci consistent à « apporter quelque chose au monde » : accomplissement d'une œuvre, engagement pour une cause, prise de responsabilité dans un travail, telles sont les valeurs pathétiques qui font appel à un solide esprit de suite. Quant à l'*ethos*, il correspond à ce que Frankl désigne comme l'ensemble des *valeurs d'attitude* – celles-ci impliquent l'ensemble des conduites à partir desquelles l'être humain, confronté à l'inéluctable, peut encore faire preuve de dignité : maladie incurable, deuil, épreuve de la perte, etc.

| | |
|---|---|
| **Eros** | Valeurs d'expérience |
| **Pathos** | Valeurs de créativité |
| **Ethos** | Valeurs d'attitude |

## La conception de la souffrance

Pour Viktor Frankl, la souffrance humaine est surtout imputable à un échec de la « volonté de sens ». Empêché, ou limité dans sa quête existentielle, l'être humain se confronte à l'épreuve de l'inaccomplissement, et, peu à peu, en conçoit un déséquilibre psychique tel que ce sentiment d'absurdité peut aussi se traduire en désordres psychosomatiques. Telle est, dans la perspective de l'*Existenzanalyse*, la principale raison du « malêtre », et, pis encore, de la maladie.

## *Pourquoi souffrons-nous ?*

L'identification de l'absence ou de la perte de sens, comme facteur déclenchant de la souffrance, a amené Frankl à remanier quelque peu la typologie des névroses, en usage depuis Freud. À côté des névroses somatogènes, généralement consécutives à un affaiblissement de l'organisme, les névroses psychogènes, caractérisées par la psychanalyse, ont une étiologie intra-psychique. Non sans ironie, Frankl définit ensuite les névroses iatrogènes, comme un ensemble de traits pathologiques généralement provoqués par un diagnostic approximatif ou erroné, en sorte que le patient –enclin à accorder toute confiance à ses médecins– peut se persuader de la pertinence de la parole médicale, et se trouver affligé *à son corps défendant* d'un type de pathologie que lui-même ne soupçonnait pas, et dont il n'avait pas même motif de se plaindre, fut-ce au plan de la symptomatologie. En regard des trois types de névroses à l'instant évoquées, Frankl situe ce qu'il appelle la névrose noogène, laquelle constitue, selon lui, la « névrose collective de notre temps » :

| | | | | |
|---|---|---|---|---|
| **Typologie des névroses** | Névroses somatogènes | Névroses psychogènes | Névroses iatrogènes | Névroses noogènes |

La névrose noogène est par excellence consécutive à l'inachèvement de la quête personnelle du sens. Aussi bien, la « souffrance noogène » s'évalue-t-elle en termes de degré d'atteinte. Selon Frankl, une légère frustration de la volonté de sens n'est pas un symptôme pathologique, mais un aiguillon qui s'avère généralement source de stimulation, même si la tension induite par une légère frustration existentielle peut aller de pair avec un peu d'anxiété –c'est la situation de tout individu ayant clairement défini un projet, et inquiet de ne pas atteindre ses objectifs, en échouant par exemple aux rites de passage que sont les examens, ou les entretiens d'embauche, etc. Dès lors que la frustration se prolonge, elle peut se muer en sentiment de détresse existentielle –situation objectivement liée à la multiplication des obstacles et des embûches sur la voie de la réalisation d'un projet significatif– faisant surgir le spectre d'un avenir bouché. Si la détresse existentielle persiste, le sentiment de non-sens se mue en épreuve du vide existentielle. Telle est, selon Frankl, l'étiologie existentielle, et non pas somatique ni psychique, de la névrose noogène :

| | |
|---|---|
| Premier degré de l'atteinte noogène | **Frustration existentielle** |
| Deuxième degré de l'atteinte noogène | **Détresse existentielle** |
| Troisième degré de l'atteinte noogène | **Vide existentiel** |

### *Le concept de névrose noogène*

Le concept de névrose noogène est donc indissociable dans le vécu des sujets, du sentiment de « vide existentiel ». Pourtant, Frankl va bien au-delà d'une simple caractérisation qui consiste, en effet, à donner consistance à l'idée d'une souffrance d'origine spirituelle – littéralement : noogénétique. Attentif aux effets pratiques de cette ultime atteinte de la quête du sens, le fondateur de l'*Existenzanalyse* fait observer que la souffrance d'origine spirituelle – plus exactement : la souffrance consécutive à l'inaccomplissement de la volonté de sens – engendre des pathologies spécifiques.

L'expression de la névrose noogène se traduit sous le rapport d'une « triade pathologique », qui correspond à l'émergence de nouvelles formes de dépressions, de la cohorte des addictions, ainsi que de nouvelles formes de violence. Frankl se montre nuancé, il prend bien soin de parler de « nouvelles formes », précisément pour engager les thérapeutes à ne pas commettre de confusion et, partant, à ne pas formuler de diagnostics impropres – déclencheurs de « névroses iatrogènes ». Le vide existentiel ne se traite pas prioritairement par la pharmacothérapie, mais par la parole et l'évaluation des situations concrètes. Chemin faisant, Frankl suggère – ce qui est presque scandaleux dans un contexte culturel où règne presque sans partage la loi de la prescription et du remède chimique pour traiter du « malêtre » – que *toute souffrance n'est pas nécessairement une maladie*, mais qu'une certaine souffrance peut se traduire en affections pathogènes :

| | | | |
|---|---|---|---|
| **Triade pathologique** | Dépressions | Addictions | Violences |

Ces nouvelles pathologies –individuelles ou collectives– résultent du coup d'arrêt imposé à la noodynamique –c'est-à-dire à la dynamique existentielle comprise comme mouvement spirituel. Face au « vide », les sujets aux prises avec la névrose noogène, cherchent à « se remplir », à retrouver une consistance, à se donner une contenance : le recours addictif est l'un des moyens –bien illusoire– de « combler » ce vide, de même que l'implosion dépressive –organisée autour des limitations de l'ego–, ou l'agressivité (auto ou hétéro-agressivité)[23].

Établissant un parallèle avec l'« hystérie », névrose collective de l'Europe pudibonde du début du XXe siècle, Frankl fait l'hypothèse que le « vide existentiel » constitue le mal collectif du monde en mutation issue de la révolution industrielle. Il est tout à fait remarquable que la « triade pathologique » identifiée par Frankl, comme inhérente à la névrose noogène correspond, terme à terme, aux principaux dysfonctionnements de la symptomatologie post-traumatique –ce que l'on appelle la « comorbidité ». Cela laisse à penser qu'une collectivité qui a fait fi de ses idéaux collectifs, et dans laquelle la solidarité traditionnelle a laissé place aux liens contractuels, expose tendanciellement ses membres à faire l'expérience de l'anomie, ou, le cas échéant, de la normopathie. Cette situation de délitement des liens de solidarité, induit une véritable mutation anthropologique, dont témoigne notamment la diffusion massive de la solitude, et l'apparition de « nouvelles maladies de l'âme[24] ».

Que le vide existentiel connaisse un développement hyperbolique (absence de projet de société, société bloquée, déficit des horizons de sens) indique bien que la société postindustrielle est une société traumatogène, indissociablement liée au processus de désymbolisation. Désymbolisation dont témoigne

[23] Précisons également que le sentiment de « vide existentiel » est souvent une caractéristique des personnalités limites, dont les conduites à risque sont autant de tentatives infructueuses pour se donner le sentiment d'exister. C'est l'un des thèmes abordé par André Green, s'agissant de rendre compte des mutations du sujet contemporain. *La Folie privée*, Paris, Gallimard, Coll. « Folio essais », 2003.

[24] Cf. J. Kristeva, *Les Nouvelles Maladies de l'âme*, Paris, Fayard, 1993.

quotidiennement la sociopathie ambiante. Dans le champ littéraire – tout particulièrement dans le domaine de la politique-fiction – c'est sans doute Aldous Huxley qui a le plus précisément décrit ce processus d'involution de la fonction symbolique[25]. Cet état de fait n'est du reste pas sans rapport avec la perte des repères, la déstructuration des généalogies et des hiérarchies, mais aussi les ondes de choc à long terme de la cassure civilisationnelle, irréversiblement provoquée par le nazisme, le stalinisme et leurs legs délétères, sous le rapport de la dévalorisation de la vie humaine, et incidemment de sa chosification.

Au-delà de la réflexion spécifique de Frankl, témoin privilégié de cette mutation catastrophique, l'anthropologie dogmatique développée par Pierre Legendre[26], porte sur nos sociétés un diagnostic affiné. Le génie de Frankl est d'avoir établi un rapport direct entre le déficit de sens et le caractère potentiellement traumatogène des sociétés modernes. Selon lui, l'émergence de la névrose noogène est consécutive à l'effondrement des traditions, et, incidemment, au délitement des croyances religieuses. Il en est résulté, notamment entre les deux guerres, au titre de substituts de masse aux cadres traditionnels, l'apparition d'idéologies délétères, pourvoyeuses de pseudo-transcendances : les différentes versions du totalitarisme policier et du conformisme consumériste sont de fait des matrices de « vide existentiel ».

Appréhendée sous le rapport des mutations historiques, le concept de névrose noogène ouvre inévitablement un horizon de questionnement, qui met en équation la préoccupation thérapeutique avec l'analyse critique de la société. Sans doute, Sigmund Freud, Wilhelm Reich et Erich Fromm, ont-ils devancé

[25] Aldous Huxley (1958) recense la plupart des techniques de domination issues de la seconde guerre mondiale, qui ont essaimé, d'abord dans le contexte de la « guerre froide », aussi bien dans le monde capitaliste que dans le monde communiste, lesquelles techniques demeurent partie intégrante de la « gouvernance », au-delà de cette période de l'histoire du XXe siècle : excès d'organisation, propagande, dans une société démocratique, mais aussi dans une dictature : publicité, lavage de cerveau, persuasion chimique, persuasion subconsciente, hypnopédie.

[26] P. Legendre, *Sur la question dogmatique en Occident*, Paris, Fayard, 1999.

ou accompagné la réflexion de Viktor Frankl, en explicitant tout le potentiel critique du champ analytique[27]. Mais là encore, l'originalité de l'*Existenzanalyse* tient au fait qu'en mettant au cœur de la réflexion la problématique du sens, ses perspectives posent les bases rigoureuses d'une conception ouverte de l'écologie politique. C'est sans doute la particularité de la mouvance phénoménologique de poser avec autant d'acuité la question des mécanismes d'aliénation ou d'émancipation dans des termes aussi nets. Donc à bien des égards mais en privilégiant surtout le point de vue thérapeutique, en donnant un statut clinique à la problématique philosophique de l'existence et du vide existentiel, Frankl fait profondément écho aux travaux de Gunther Anders[28], de Herberth Marcuse[29] et de Hannah Arendt[30].

L'analyse franklienne du conformisme et du totalitarisme compris comme facteurs de névrose noogène constitue une importante contribution à l'intelligibilité de l'identité humaine. L'identité, qu'elle soit individuelle ou collective, n'est-elle pas le produit d'un faisceau d'identifications ? Selon la nature des relations d'objet que les sujets nouent tout au long de leur existence, et prioritairement de leur formation en tant que sujets de parole, dépendent à la fois leurs choix comme leurs imprégnations fondamentaux, autant que leur style de vie et leurs échelles de valeurs. Avant Frankl, Sàndor Ferenczi[31] a montré à partir du concept d'introjection que ce processus inconscient contribue

[27] Voir à ce sujet S. Freud, *Malaise dans la civilisation,* Das Unbehagen in Der Kultur, Vienne, 1929 ; W. Reich, *Psychologie de masse du fascisme*, trad. fr. P. Kamnitzer, Paris, Payot, 1998 ; E. Fromm, *Le Cœur de l'homme. Sa propension au bien et au mal*, Paris, Payot et Rivages, 2002.

[28] G. Anders, *L'Obsolescence de l'homme* : t. 1, *Sur l'âme à l'époque de la deuxième révolution industrielle* ; t. 2, *Sur la destruction de la vie à l'époque de la troisième révolution industrielle*, trad. fr. C. David, Éd. Fario, 2012.

[29] H. Marcuse, *L'Homme unidimensionnel*. Essai sur l'idéologie de la société avancée, trad. fr. M. Wittig, Paris, Minuit, 1968, et *Le Marxisme soviétique*, Paris, Gallimard, Coll. « Idées », 1963.

[30] H. Arendt, *Le Système totalitaire*, 3 tomes, trad. fr. J.-L. Bourget, A. Frappat, Paris, Le Seuil, Coll. « Points/essais », 2005.

[31] Psychanalyste hongrois, maître, ami et confident de Freud (N.D.E.).

à un « enrichissement du moi ». *A contrario*, Frankl, à la suite de Reich, suggère que les différentes modalités du conformisme – libéral/consumériste ou dirigiste/répressif – sont des facteurs d'appauvrissement du moi, d'aliénation et de chosification : dans le premier cas, parce que les individus se croient obligés de « faire ce que tout le monde fait », dans le second cas, parce que les individus « sont obligés de faire ce que tout le monde doit faire ». Dans ces contextes fondés sur la fabrication du consensus[32] – obtenu par le consentement ou par la coercition –, les espaces de liberté sont délibérément restreints, au premier chef desquels l'espace de la liberté intérieure, dans un monde de sollicitation consumériste, et des libertés extérieures, dans un monde d'obligations et de censure. Dès lors, le caractère invasif des modèles d'identification préconisés – modèles idéologiques qui oscillent ou combinent des simulacres de séduction, ou des idéaux guerriers – façonne de telle manière le « narcissisme collectif[33] » que les systèmes qui en résultent nuisent, sinon détruisent toute possibilité de singularisation.

Frankl suggère par conséquent que les névroses noogènes résultent le plus souvent de la prégnance de contextes pathogènes, dans lesquels la fonction symbolique se trouve canalisée sur ordre, ou appauvrie par la dictature du marché – avec la fabrication hyperbolique de « faux besoins ». En somme, conformisme et totalitarisme sont des facteurs de dévoiement, ou de subversion de la dimension noétique, et, incidemment de la noodynamique des sujets. L'aspect sociopolitique de la pensée de Frankl suggère enfin, que la résolution de la souffrance individuelle est une ambition réaliste mais dans le même temps indissociable et coextensive à un projet d'émancipation collective.

---

[32] N. Chomsky, E. Herman, *La Fabrication du consentement. De la propagande médiatique en démocratie*, trad. fr. B. Eugène, Paris, Editions Agone, Coll. « Contre-feux », 2008.

[33] E. Fromm, *Le Cœur de l'homme,* 2002.

## La thérapie, en tant que *logo*thérapie

À ce stade de l'exposé, il convient de prévenir un contresens ou une mésinterprétation. La notion de « logos », utilisée au titre de préfixe du vocable « logothérapie » n'a pas, pour Frankl, exactement la même valeur d'emploi que le terme grec *logos* ; du moins, ne se limite-t-il pas à faire exclusivement appel à la « raison », ou au « discours », puisqu'il désigne ici le « sens ». La *logothérapie* est donc une méthode thérapeutique qui mobilise *la problématique du sens*, et, plus précisément de *ce qui fait sens pour un sujet.*

### *La logothérapie en tant que science et méthode clinique*

La question qu'il convient à présent d'aborder est celle du statut scientifique de la logothérapie, et celle de sa vocation clinique, compte tenu du statut qui lui a été assigné.

#### *Le statut scientifique de la logothérapie*

La critique que Frankl adresse à Freud ne se limite pas seulement à la définition de l'être humain – entité psychosomatique ou entité psychosomatique *et* spirituelle –, elle s'étend, comme on l'aura compris, à ce qu'il en est de la compréhension de l'inconscient, et, par suite, de la conception de l'analyse susceptible d'en faire affleurer les contenus.

Frankl, à l'instar de Binswanger, objecte à Freud d'être resté tributaire d'une conception zoologique de l'humanisation. Cette objection ne vise pas l'évolutionnisme en tant que tel, mais ses présupposés naturalistes, dans la mesure où c'est bien à l'intérieur des « sciences de la nature » que la psychanalyse historique entend théoriser et « expliquer » le « déterminisme psychique ». La critique du « pansexualisme » constitue, chez Frankl, l'un des points de départ de sa réfutation du « pan-déterminisme », mais surtout, en vertu de son inscription dans le champ phénoménologique, Frankl considère que si le rationalisme a quelque validité, c'est du fait même de pouvoir rendre compte de la condition humaine et des puissances du sujet, de telle manière que ne soit pas omise sa dimension historique, ni sa dimension culturelle. Si par l'emprise des besoins l'être humain appartient à la nature, par l'affirmation de son désir – qui est un autre nom de la noésis –, il relève de l'ordre symbolique. En sorte que les contenus de la part spirituelle de son inconscient engagent sa compréhension sous l'égide du projet herméneutique. La logothérapie est une *herméneutique de la personne* :

| **Psychanalyse (Freud)** | **Logothérapie (Frankl)** |
|---|---|
| *Naturwissenchaft*<br>(sciences de la nature) | *Geistwissenchaft*<br>(sciences humaines et sociales) |
| Explication des causes | Compréhension des conditions |
| Paradigme positiviste | Paradigme herméneutique |

## *La logothérapie en tant que clinique*

De l'aveu même de Frankl, l'*Existenzanalyse* et la logothérapie sont partie intégrante du champ analytique, auquel elles prétendent apporter un « complément ». À différents endroits de son œuvre écrite[34], il précise même que la logothérapie est une « thérapie auxiliaire », qui n'entend nullement se substituer à la psychanalyse. Examinons un instant la portée de cette proposition. Le premier point qui doit être souligné, c'est la nature de la « complémentarité » à laquelle prétend la logothérapie : il est indéniable, qu'en nuançant l'anthropologie freudienne, Frankl suggère au milieu thérapeutique de prendre au sérieux la dimension spirituelle de l'être humain. Le second point qui mérite d'être souligné concerne cette fois le domaine, voire les domaines de juridiction d'une clinique fondée sur le principe de sens.

[34] V. E. Frankl, *Nos raisons de vivre. À l'école du sens de la vie*, trad. fr., introduction et notes par G.-E. Sarfati, Paris, InterEditions/Dunod, 2009 ; *Le Dieu inconscient. Psychothérapie et religion*, révision scientifique, notes et postface par G.-E. Sarfati, Paris, InterEditions, 2012 ; *Ce qui ne figure pas dans mes livres*, trad. fr., notes et postface par G.-E. Sarfati, Paris, InterEditions/Dunod, 2014.

Frankl assigne deux domaines, également coextensifs, à la pratique de la logothérapie. La logothérapie est d'abord et avant tout une méthode thérapeutique destinée à traiter les névroses noogènes, à partir d'un ensemble de «techniques» qui font appel aux puissances de la noésis. Mais Frankl a aussi observé, au cours de sa longue expérience clinique, que la logothérapie pouvait en effet se montrer efficace pour traiter d'autres affections, notamment des dysfonctionnements tels que les troubles obsessionnels compulsifs, ou encore certains troubles de la fonction sexuelle (frigidité, impuissance). Pour ce faire, Frankl a respectivement mis au point:

– Dans le premier cas (TOC), ce que nous appelons aujourd'hui « la prescription du symptôme», technique bien connue des thérapies cognitives comportementales et qu'il a définie, dès 1936, sous la désignation d'*intention paradoxale*. Ce recours fait appel à l'aptitude noétique d'auto-distanciation, incluant, le cas échéant, une part d'humour. Ainsi à un patient agoraphobique qui ne présente aucune pathologie cardiovasculaire mais qui *s'imagine* que du seul fait de sortir de chez lui, il succombera à une crise cardiaque, Frankl demande-t-il de s'exposer à ce qu'il redoute, en imaginant qu'il ne succombera pas seulement à une crise cardiaque, mais à trois, quatre ou cinq crises successives, et qu'il mourra, au milieu des passants, dans l'indifférence générale. Le grotesque de cette *représentation,* explique Frankl, est un facteur de mise à distance d'une angoisse infondée.
– Frankl explique encore la survenue d'un trouble de la conduite sexuelle par ce qu'il appelle «l'hyper-réflexion», ou «l'hyperintention»: la recherche de la «performance», et l'idée saugrenue –préoccupation de nombre de jeunes gens, notamment– qu'il «faut arriver au plaisir», sont autant d'expression d'une attitude égoïste, qui se préoccupe moins du bien-être d'autrui, que du sien. Frankl a défini la méthode de la *déréflexion*, qui engage le sujet obnubilé par un «objectif» qui ne concerne que lui, à dépasser son seul point de vue, pour donner toute sa place et toute sa valeur à

son partenaire. Cette méthode fait appel à la qualité d'auto-dépassement de la noésis :

| | | | |
|---|---|---|---|
| **Clinique spécifique** | - Névroses noogènes | - Sources du sens | - Dialogue et méditations |
| **Clinique complémentaire** | - TOC<br>- Troubles sexuels | - Injonction paradoxale<br>- Déréflexion | - Auto-distanciation<br>- Auto-transcendance |
| **Levier thérapeutique** | Dimension noétique | Dimension noétique | Aptitudes noétiques |

## *Les orientations de sens*

Le principal vecteur d'intervention thérapeutique de la logothérapie consiste dans ce que Viktor Frankl qualifie de « clinique des orientations de sens ». Comme nous l'avons préalablement évoqué, l'*Existenzanalyse* postule que la recherche du sens constitue la motivation humaine fondamentale. Par suite, elle délimite trois sources du sens : l'*eros*, le *pathos* et l'*ethos*[35].

En face des sujets affectés d'une névrose noogène, c'est-à-dire de personnes exposées à une crise du sens – désorientées et privées de raisons de vivre –, tout l'effort de l'analyste existentielle (ou : du logothérapeute) consiste à aider celles-ci à circonscrire leurs possibilités de renaître à un ou des projets sensés à leurs propres yeux.

Cette perspective nous oblige à explorer plus avant ce que recouvre le concept de sens. En la matière, le terme français offre l'avantage de la polysémie ; il n'est pas abusif d'en donner une analyse brève, pour tenter de caractériser ici ce qu'est donc une expérience riche de sens ou, mieux encore, un vécu sensé :

– *Le sens s'entend d'abord d'un contenu sémantique*, qui peut se ramener à un principe, ou un ensemble de principes : la définition d'un projet dépend en effet de la possibilité de sa verbalisation ;

[35] Voir *supra* : La dimension noétique /*La notion de noodynamique*.

– *Le sens s'entend encore de contenus de sensibilité*, il engage les dimensions thymiques du vécu, et plus généralement de l'existence. L'idée de vie « bonne » ou « mauvaise », d'existence « heureuse » ou « malheureuse », en dehors de toute appréciation moraliste, dès lors que ce sont les sujets eux-mêmes qui peuvent ainsi qualifier leur vécu, a donc partie liée avec ce registre de sensibilité. Cette seconde acception du vocable convoque la vaste gamme des impressions et de leurs corrélats immédiats : les sentiments ;
– *Le sens s'entend enfin*, mais cette dimension est d'emblée incluse dans les deux précédentes, *par la notion de direction*, ou plus exactement, pour rester dans le registre terminologique franklien, d'*orientation*[36]. Ainsi, un projet de vie est-il sensé parce que nous nous en faisons une représentation tournée vers l'avenir, linéaire ou pas, mais en tout cas accessible à notre désir, à notre imagination et à notre volonté.

La diversité des registres impliqués par le concept de sens fait paradoxalement apparaître que le fait de comprendre le « sens » en termes sémantiques n'est finalement pas la valeur prévalente. Certes, la possibilité de verbaliser ce qui fait sens importe beaucoup, mais nous voyons bien que la parole n'est que l'aspect le plus tangible – même s'il est le plus aisément communicable – de ce qui est « sensé » pour chacun(e) d'entre nous. Les deux autres aspects du « sens » impliquent quant à eux, au premier chef, la phénoménologie même du vécu subjectif : ils peuvent être décrits, mais leur vécu demeure propre aux seuls intéressés.

Il convient donc de distinguer soigneusement entre la théorie des orientations de sens, et l'affirmation personnelle d'une ou de certaines orientations de sens, par les individus, dans le contexte

[36] Précisons ici, que du point de vue technique, il faut distinguer la notion de « direction de sens », propre à la *Daseinsanalyse* (cf. L. Binswanger, *Le Rêve et l'existence*, Paris, Vrin, 2012), qui désigne le rapport thymique à la spatialité, et la notion d'« orientation de sens », propre à l'*Existenzanalyse*, qui implique des modalités distinctes de l'être-au-monde, en termes de portée axiologique du projet de vie.

de situations de vie toujours uniques par elles-mêmes. Il convient aussi, au regard de l'analyse que nous venons de faire de la portée du concept de sens, de comprendre que la logothérapie ne vise pas seulement l'analyse intellectuelle des situations existentielles, mais qu'elle touche, pour quiconque s'y intéresse, à l'intégralité des registres du sens : cognition, émotion, comportement. En somme, *la logothérapie n'est pas logocentriste* – dans la mesure où son processus ne gravite pas exclusivement autour de la parole – et c'est pour cette même raison, que Viktor Frankl – sans récuser l'acception étymologique du vocable grec « *logos* » – l'a redéfinie, pour sa part, comme désignant le *principe de sens*.

Précisons encore que la typologie tripartite proposée par Frankl dans sa thèse de 1948 : *Der Unbewusste Gott* (« Le Dieu inconscient ») a été quelque peu enrichie par William S. Breitbart[37], par une quatrième valeur : l'histoire, terme qui désigne sous la plume de ce pionnier nord-américain du soin palliatif spirituel, l'immense domaine de la transmission (*legacy*). Compte tenu de cet amendement, la problématique des orientations de sens, intègre désormais quatre perspectives, au lieu de trois, ce qui permet dès lors de mieux caractériser la part d'inscription généalogique de chaque sujet, en regard des valeurs dont ils ont hérité, qu'ils ont eux-mêmes assumées et qu'ils souhaitent, à leur tour, transmettre.

Le concept d'orientation de sens, et la clinique dialogique qui en résulte[38], ne repose sur aucune vision *a priori* de ce que serait un choix pertinent pour la personne en quête de sens. Les orientations de sens ne sont du reste pas exclusives les unes des autres ; dès lors, plusieurs choix existentiaux sont permis : un sujet peut opter pour une orientation de sens, pour deux, ou pour trois ou quatre. De même, un sujet peut au cours de sa vie assumer plusieurs orientations de sens, pas nécessairement dans la simultanéité, mais dans la successivité ; il peut encore

[37] W. S. Breitbart, H. Chochinov, *Handbook of Psychiatry in Palliative Medicine*, 2nd ed., Oxford University Press, New York, 2009.

[38] Voir *infra* : La logothérapie en action.

accéder à des orientations de sens méconnues ou inconnues de lui, à la faveur d'une rencontre, ou d'une expérience passagère. Il faut donc tenir les orientations de sens, non pas seulement pour des caractérisations théoriques des possibilités de déploiement existentiel mais bel et bien pour autant d'affirmations de choix personnels. L'affirmation d'une orientation de sens est toujours *l'expression pratique de la transcendance.* C'est de cette affirmation, chaque fois individuelle et unique, que résulte *le passage du sens au sensé* :

| | | |
|---|---|---|
| **Expérience (Eros)** | Valeurs d'expérience | Relation (beauté, amour, nature) |
| **Attitude (Ethos)** | Valeurs d'attitude | Limite (limitations, maladie, mort) |
| **Créativité (Pathos)** | Valeurs de créativité | Engagement (travail, devoir, responsabilité) |
| **Histoire (Transmission)** | Valeurs de transmission | Héritage (passé/présent/futur) |

## La logothérapie en action

### *Le dialogue et ses fins*

Frankl appuie l'essentiel de l'analyse existentielle –qu'elle soit philosophie ou thérapie– sur les vertus bien comprises de la relation intersubjective, en référence à une tradition ancienne selon laquelle l'exercice méthodique du dialogue est par lui-même thérapeutique.

C'est notamment à Frankl, en cela fidèle héritier de Adler, que le champ analytique, et plus généralement les pratiques de la relation d'aide doivent la réhabilitation contemporaine de l'art d'accoucher les esprits (la maïeutique). L'intégration harmonieuse, mais aussi prévalente de cette technologie, dans l'art du soin, fait aujourd'hui partie des évidences culturelles. Mais ce fait n'allait nullement de soi, notamment dans le contexte de la naissance de la psychanalyse, où le principe de la « cure analytique » avait été sévèrement codifié par Freud, faisant du silence de l'analyste ou de sa neutralité apparente une règle d'or.

L'analyse existentielle et la logothérapie renouent donc avec la tradition du dialogue socratique, mais elles en renouvellent aussi les perspectives, dans la mesure où Frankl a adjoint à l'exigence grecque le souci éthique d'autrui qui caractérise si fortement la vision hébraïque du monde :

- à la tradition grecque, Frankl emprunte les principes du dialogue en tant que véhicule de la vérité, ou plus exactement du « dévoilement de l'oubli » (*aléthéia*), la présupposition philosophique de ses usages étant que chaque être humain détient la vérité qui le concerne, quel que soit son statut ou son rang social. Le paradigme de cette conception réside dans les enseignements du dialogue platonicien intitulé *Ménon*, dans lequel le personnage de Socrate suscite chez son interlocuteur – un esclave – l'énonciation de la vérité ;
- à la tradition biblique juive, amplement thématisée par Martin Buber dans son livre *Ich und Du* (*Je et Tu*)[39], Frankl reprend l'idée du dialogue authentique, c'est-à-dire d'une intersubjectivité qui fait de la proximité pacifique le critère de la véritable humanité. Comme on le sait, Buber distingue entre deux modalités relationnelles : la modalité *Je-Tu* et la modalité *Je-Cela*. La modalité *Je-Cela* est celle du rapport de sujet à objet – également indicatif du rapport de chosification d'autrui, notamment lorsque ce dernier est tenu pour un moyen. La modalité du *Je-Tu* est, au contraire, celle du rapport de réciprocité de personne à personne, chacune étant à la fois un « Je » et un « Tu », dans la mutualité dialogique.

À l'aune de cette double acceptation de la notion de dialogue, Frankl définit une philosophie de la relation à la fois soucieuse de vérité et de proximité. Pour mieux éclairer la portée de

[39] M. Buber, *Ich und Du*, Leipzig, Insel Verlag, 1923 ; trad. fr. par G. Bianquis, *Je et Tu*, Paris, Aubier, 1969.

cette conception, il suffit d'expliciter l'enjeu princeps du lien thérapeutique. Parce que la souffrance – notamment la souffrance noogène – constitue une atteinte à la dignité de la personne – victime de sa condition d'être humain chosifié par des rapports le plus souvent fonctionnels où domine l'anonymat –, la *logo*thérapie entreprend d'emblée de réinscrire le sujet souffrant dans une relation interpersonnelle, qui en le soustrayant à l'anonymat comme au règne de la violence utilitaire, le réhabilite dans sa dignité et lui confère à nouveau, de manière inconditionnelle, sa dignité de personne[40]. À cet égard, Frankl rejoint la conception défendue par Emmanuel Levinas[41], selon lequel, c'est dans le dialogue que se révèle la responsabilité incessible du sujet pour-autrui[42]. Mais par-delà ce fondement élémentaire de la relation éthique, la pensée de Frankl recoupe également la problématique philosophico-politique de la « reconnaissance », telle qu'elle a été conceptualisée par Paul Ricœur[43], ou par Axel Honneth[44] :

| **Tradition** | **Auteur** | **Référence** | **Notions** |
|---|---|---|---|
| Philosophique | Platon | *Ménon* | *Aléthéia* ('vérité') |
| Biblique | Buber | *Je et Tu* | Authenticité |

[40] Observons ici qu'il existe de fortes affinités entre cette perspective et le projet anti-utilitariste portée par le mouvement du MAUSS. Cf. en particulier : A. Caillé, *Anti-utilitarisme et paradigme du don. Pour quoi ?,* Lormont, Le Bord de l'eau, 2014.

[41] E. Levinas, *Noms propres,* Paris, Le Livre de Poche, Coll. « Biblio essais », 1997, en part. : « Dialogue avec Martin Buber », p. 44-48.

[42] Les liens de contiguïté entre Frankl et Levinas sont très forts : tous deux situent l'expression de la transcendance à l'horizon de l'immanence, et tous deux présupposent – à la différence de Martin Buber – que la responsabilité pour-autrui s'entend d'une conduite désintéressée qui n'appelle pas obligatoirement la réciprocité. De fait, dans la relation d'aide, et plus particulièrement en *logo*thérapie, le thérapeute accueille autrui sans rien en attendre, rien d'autre du moins que son seul éveil au sens insu (au « Dieu inconscient ») qui l'habite. Il est tout aussi loisible de penser que le « dieu inconscient » dont parle Frankl est un autre nom du *daïmon* socratique, présent chez tout être humain.

[43] P. Ricœur, *Parcours de la reconnaissance. Trois études*, Paris, Gallimard, Coll. « Folio essais », 2003.

[44] A. Honneth, *La Lutte pour la reconnaissance,* trad. fr. P. Rusch, Paris, Gallimard, Coll. « Folio essais », 2013.

Le maniement du dialogue ne suppose aucune conception injonctive de l'activité du thérapeute. Fidèle à son ancrage phénoménologique, la logothérapie n'est pas prescriptive, mais descriptive. Si la recherche du sens se fait à deux – dans la relation thérapeute/patient – elle demeure libre d'envisager tout possible, dès lors qu'il est constructif, c'est-à-dire qu'il est explicité par le patient, et ne verse pas dans la contre-valeur. Attentif au fait que l'épreuve du « vide existentiel » résulte le plus souvent d'une absence de repères – et de la dépersonnalisation qui en découle –, le dialogue thérapeutique se développe comme un retour graduel au « monde de la vie » (*Lebenswelt*).

## *Les finalités de la logothérapie : liberté et responsabilité*

Pour Viktor Frankl, l'objectif premier de la logothérapie – appuyée sur les postulats de l'*Existenzanalyse* – est de rendre l'individu à son autonomie, ou s'il en était privé, de l'y faire accéder. Mais l'autonomie n'est pas à elle seule sa propre fin. La philosophie de l'existence développée par Frankl apporte la contradiction à l'existentialisme de Jean-Paul Sartre, sur au moins deux points : la liberté ne saurait s'accomplir dans sa seule reconnaissance de dynamique singulière, puisque la liberté authentique consiste dans la prise de responsabilité. D'autre part, rompant avec un nietzschéisme sous-jacent à l'existentialisme prométhéen de Sartre, Frankl conteste l'idée selon laquelle les individus inventent leurs propres valeurs. Les valeurs relèvent d'univers culturels spécifiques, elles sont objectives ; à l'instar du système de la langue, elles sont antérieures aux sujets, elles leur préexistent. Tout au plus, les sujets expriment-ils leurs choix en connaissance de cause, tout au plus le sujet opte-t-il pour certaines valeurs, les exprime-t-il et les agence-t-il de manière singulière : c'est déjà en cela que consiste son originalité, comme son unicité, c'est-à-dire le style de vie correspondant à ce mouvement de réappropriation subjective.

Le dialogue maïeutique – fait de recherche de la vérité et de reconnaissance de la dignité de la personne – suppose un maniement subtil. Certes, son usage connaît une grande variété de formes, bien qu'il soit possible d'en restituer le canevas général.

La conduite du dialogue en logothérapie définit une téléologie, puisque l'interaction verbale, qui repose sur l'initiative non directive du thérapeute, est finalisée. Ce processus comporte un ensemble de six étapes, dont chacune correspond à une progression vers la vérité du sujet, sous le rapport d'une réévaluation et d'une revalorisation de ses capacités de réflexion, de prise de conscience et d'action :

- *la première étape* consiste à identifier avec le patient la problématique qui l'a poussé à consulter. Cette prémisse joue également la même fonction que l'entretien clinique préalable, puisqu'il est d'abord question d'évaluer si la « demande d'analyse » du sujet relève ou non du domaine de compétence de la logothérapie : du vide existentiel au dilemme existentiel (choix moral, antagonismes de valeurs dans une situation donnée, situation de « croisée des chemins ») sont autant de motifs de consultation. Toute la question, à ce moment, est de savoir si la logothérapie s'impose en première ou en seconde intention ;
- *la deuxième étape* consiste à identifier la nature du problème ou du questionnement apporté par le patient, à évaluer le caractère d'impasse de la situation du moment, son degré de difficulté. Un certain nombre de méthodes peuvent ici être employées pour éclairer notamment la logique d'un parcours existentiel. Par exemple, l'exercice de l'autobiographie dirigée, qui vise à isoler les segments significatifs du cheminement existentiel, la nature des choix qui ont été faits, en circonvenant les tendances axiologiques qui ont présidé à ces choix, ou encore les logotests, susceptibles de mesurer la puissance et les priorités de la noodynamique de la personne intéressée ; ce dernier recours reprenant à l'aune du primat du « sens », la question freudienne des « relations d'objet ». De manière générale, le thérapeute et le patient peuvent dès

ce moment décider ensemble d'opter pour certains exercices de ce qui constitue la logothérapie narrative, et qui ont pour fin d'aider le sujet à mieux caractériser ses orientations de sens, mais plus généralement, les motifs qui ont présidé à ses formations identitaires ;

– *la troisième étape* est consacrée à l'identification des tenants et aboutissants de la situation présente, mais cette fois sous l'angle des possibilités objectives de résolution du problème que se pose le patient : les possibilités objectives consistent aussi bien dans la mise en œuvre d'aptitudes personnelles qui n'ont jamais été sollicitées ou qui l'ont été faiblement, que dans la recherche des points d'appui relationnels, ou les terrains d'initiative encore inexplorés, bien qu'envisagés ou entrevus. Ce moment peut être l'occasion de revisiter un coin du passé encrypté dans la mémoire, ou dont la portée existentielle avait été sous-estimée : de ce point de vue, la logothérapie rejoint la psychanalyse, mais en traquant les éléments de sens, qui ne sont pas seulement symptômes, mais appels de significations dormantes ;

– *la quatrième étape* consiste à caractériser ou à esquisser un projet, au sein même de la situation présente, au terme de son élucidation. Généralement cette « esquisse » s'impose d'elle-même, comme l'expression d'une maturation de l'auto-compréhension et de la prise de conscience. Le patient a eu tout le loisir, avec la coopération active de l'analyste, de faire varier son point de vue sur le problème qui l'occupe, et partant de « voir les choses autrement ». L'exercice réitéré de la « modification d'attitude » ou encore du « positionnement » a permis cet état de maturation qui peu à peu libère l'initiative, en ayant raison des obstacles, réels ou imaginaires ;

– *la cinquième étape* vise le passage à la concrétisation graduelle du projet esquissé, car il s'agit d'en éprouver la solidité autant que la pertinence, à l'épreuve de la réalité du sujet. Ceci engage de sa part une résolution, indissociable de prises de décision qui engage la modification durable de son rapport au monde, et partant la transformation éventuelle de son mode de vie, à tout le moins sur le plan dont il concevait une préoccupation névralgique. La mise en œuvre du projet pré-défini peut consister à privilégier ce qui était déjà significatif, mais inaperçu, ou bien à rendre possible un remaniement existentiel plus profond.

– *la sixième étape* est celle du « suivi »[45]. Ce moment en principe conclusif n'est guère subalterne, puisque c'est à ce stade que se concrétisent, se confirment ou s'infirment les choix, et que se vérifie la pertinence des décisions qui ont été prises. C'est un moment de stabilisation, et de consolidation des acquis, relativement à ce que Frankl appelle « l'accomplissement d'un sens », ce qui expérienciellement correspond au stade de l'incarnation de la liberté dans une responsabilité, ce qui est à la fois source de « dépassement » de soi, et d'affirmations de valeurs spécifiques.

Frankl insiste à de nombreuses reprises que la quête du sens ne saurait se confondre avec la quête du bonheur, ou bien celle de l'auto-actualisation préconisée par la psychologie humaniste[46]. En effet, selon Frankl, le « bonheur » n'est pas en soi une « orientation de sens » mais la conséquence d'un choix axiologique adéquat. Sur ce point, la logothérapie se distingue nettement des principaux enseignements de la psychologie humaniste nord-américaine – de ses variantes contemporaines « transpersonnelles », ou de la « psychologie positive ».

## *L'idée de ministère médical*

Frankl a forgé l'expression de « ministère médical » pour désigner l'exercice de la logothérapie en tant que pratique clinique valorisant la dimension spirituelle des patients. Cette perspective audacieuse implique de fait une redéfinition des

[45] Ce que les logothérapeutes anglo-saxons appellent le « *follow up* ».

[46] En particulier, A. Maslow, *L'Accomplissement de soi. De la motivation à la plénitude*, trad. fr. E. Borgeaud, Paris, Eyrolles, 2004.

frontières habituelles de la médecine, notamment de la médecine allopathique, de tradition analytique, encline à appréhender la maladie sous l'angle de la symptomatologie et de la physiologie. En même temps qu'il fondait la « thérapie centrée sur le sens », en référence à une conception personnaliste du sujet[47], Frankl inaugurait une autre manière d'envisager la prise en charge de la souffrance. Celle-ci ne doit pas se limiter à la prescription médicamenteuse, mais s'adresser à l'humanité de la personne souffrante, puisque la noésis du sujet peut aussi bien agir efficacement sur l'évolution du mal[48]. En valorisant la dimension du sens, Frankl a contribué à la formation de la médecine psychosomatique, et simultanément, s'est montré pionnier dans le domaine de l'« accompagnement ».

D'aucuns, empressés de ranger ses conceptions au rang des « remèdes miracles », lui ont objecté de confondre thérapeutique et religion, logothérapie et théologie. Non sans humour, mais réaffirmant fortement la validité de son « ontologie dimensionnelle », et de sa théorie de la motivation humaine – la quête de sens –, Frankl rétorque à ses détracteurs qu'il convient au contraire de nettement distinguer les deux domaines. Si le souci de l'âme leur est en effet commun, leurs visées respectives diffèrent du tout au tout sur un point fondamental : tandis que la religion se préoccupe du « salut de l'âme », la logothérapie se préoccupe du « soin de l'âme. »

| | |
|---|---|
| **Théologie** | Salut de l'âme |
| **Logothérapie** | Soin de l'âme |

À bien des égards, cette polémique s'inscrit bien dans une tradition fortement étayée de controverses, entre les tenants d'une conception matérialiste de l'être humain, et les tenants d'une conception spiritualiste. C'est Freud qui a ouvert le débat, avec

[47] Voir *supra* : Les Principes fondamentaux/*La conception de la condition humaine* (*conditio humana*).

[48] À ce sujet, Frankl parle de « pathoplastie », c'est-à-dire d'effet sur le soma malade de la détermination psycho-spirituelle.

*L'Avenir d'une illusion*[49] ; ce débat s'est partiellement poursuivi dans la correspondance qu'il a entretenue avec le pasteur Pfister[50] – lui-même psychanalyste et pionnier de la psychanalyse d'enfants. Par suite, un tel débat s'est prolongé, dans le contexte de la psychologie individuelle, notamment à l'occasion d'une réflexion conjointe entre Alfred Adler et le pasteur Jahn[51].

Frankl fait en outre observer que la posture religieuse ne conditionne pas nécessairement la pratique de l'*Existenzanalyse* et celle de la logothérapie. S'il est avéré que d'un point de vue historique, les traditions religieuses ont professé que l'humanité est dépositaire d'une dimension spirituelle, les religions ne subsument pas le vécu de la spiritualité. Cette nuance, doublée d'une critique à l'endroit de la prétention exclusive des religions, donne tout son sens à la problématique du « Dieu inconscient ». Ce terme veut simplement indiquer que tout être humain porte en lui une notion de l'absolu, et qu'il lui appartient de la reconnaître et de l'accomplir. À cet endroit, Frankl rejoint les vues du psychologue Gordon W. Allport, auteur de *The Individual and his Religion*[52], prédisant la fin des religions collectives, et l'émergence de choix spirituels de plus en plus personnels.

Le thème du « Dieu inconscient » introduit dans le champ analytique une question d'importance : loin de disposer à la souffrance, ou à la névrose, l'ouverture à la transcendance – religieuse ou pas – est facteur d'épanouissement. Frankl répond ainsi à Freud, en retournant contre le fondateur de la psychanalyse sa critique du fait religieux, en lui objectant précisément que c'est l'absence de transcendance qui engendre

---

[49] Ouvrage de Sigmund Freud, paru à Vienne en 1927 sous le titre original *Die Zukunft einer Illusion.*

[50] S. Freud, *Correspondance avec le pasteur Pfister* (1909-1939), Paris, Gallimard, Coll. « Tel », 1991.

[51] A. Adler, E. Jahn, 1933. *Religion et psychologie individuelle comparée*, Paris, Payot, 1958.

[52] G. W. Allport, *The Individual and his Religion*, New York, The Macmillan C°, 1950.

la souffrance, suggérant ainsi que Freud – fidèle au point de vue de la philosophie allemande – a trop hâtivement assimilé religion et vie selon l'esprit.

L'*Existenzanalyse* et la logothérapie campent assurément sur une métaphysique en regard de laquelle la transcendance est de ce monde, puisqu'elle consiste dans le dépassement des limites de l'ego, et l'éloge des infinies richesses de la condition humaine, en dépit du caractère éphémère, sinon transitoire de l'existence.

Dans cet ordre d'idée, Frankl mentionne souvent le récit de Tolstoï : *La mort d'Ivan Illitch*, pour donner l'exemple de ce qu'est une vie inauthentique, vécue dans la banalité des choses. L'histoire de ce fonctionnaire, homme de devoir, entièrement dédié à sa fonction est en même temps le drame d'un individu qui n'a pas choisi d'exister, qui fut fidèle à ses devoirs, et qui parvenu au seuil de la vieillesse, succombe à la maladie, entraîné vers le néant avec un sentiment d'absurdité. Si Frankl fait l'éloge réitéré de ce court récit, c'est pour nous indiquer que la littérature est aussi une source de connaissance philosophique[53]. La leçon qu'il convient de tirer de cette lecture tient en peu de mots : la vie est unique et irréversible, elle fait obligation à chacun de l'apprécier à sa juste valeur sans la gâcher. En somme, l'*Existenzanalyse* est une philosophie de l'éveil. Quant à la logothérapie qui lui fait écho sous le rapport du « soin de l'âme », elle n'engage aucune visée spéculative sur un hypothétique au-delà ; le défi auquel elle engage chacun à répondre, n'est pas de savoir s'il existe une vie après la mort, mais si une existence digne de ce nom est possible au sein même de la finitude.

## Les chantiers de l'*Existenzanalyse* et de la logothérapie

La pensée de Frankl, sous son double versant philosophique et thérapeutique, se rattache à la tradition de la « médecine spirituelle », au demeurant indissociable de la pensée antique.

---

[53] Ajoutons que dans la perspective de l'*Existenzanalyse*, la bibliothérapie s'impose comme une alliée naturelle de la logothérapie.

Elle fait écho à l'inspiration socratique, au regard de laquelle «une vie qui n'est pas examinée, ne vaut pas la peine d'être vécue[54]», mais également à l'inspiration de la *Bible hébraïque* au moment où Dieu demande à Adam : —Où es-tu ? C'est-à-dire non pas —En quel lieu te trouves-tu? mais —Où en es-tu dans ton cheminement spirituel[55] ?

L'*Existenzanalyse*, en tant que réflexion renouvelée sur la condition humaine, avec son versant thérapeutique –la logothérapie– articule les deux étapes distinctives des sagesses antiques : *le moment proprement psychothérapeutique* –premier stade du « soin de l'âme »–, et *le moment psychagogique* –second stade du «soin de l'âme». Le processus analytique consiste à résoudre la question du sens –en surmontant l'état de crise, ou en dépassant l'état de vide existentiel– pour accéder à une transformation de soi ; en l'espèce : l'affirmation d'une ou de plusieurs orientations de sens. Parmi les écoles philosophiques de l'Antiquité, la secte des thérapeutes juifs d'Alexandrie demeure emblématique de cette conception du « soin de l'âme ». Il y allait du traitement de la «désorientation du désir», et ultimement de la mise en relation du patient avec l'Être. La conception philosophico-médicale de Frankl ne procède pas autrement : soucieuse de traiter les affections consécutives à la névrose noogène (psychothérapie à fondement noétique), elle vise en dernier ressort à relier la personne au Logos, c'est-à-dire aux perspectives pratiques d'un sens ultime. Mais ce n'est pas tout : la transformation de soi qui en résulte, procède de la capacité du thérapeute à mobiliser les aptitudes du patient ; à cet égard, la mise en œuvre de la dimension noétique s'appuie sur des « méthodes » et des « techniques » qui, à l'instar du dialogue maïeutique et de la relation authentique, constituent autant d'exercices spirituels[56].

[54] *Apologie de Socrate*, 29 c-d.

[55] Selon le commentaire de Rashi, sur *Genèse* : 3, 9. Rashi est l'acronyme de Rabbi Shlomo ben Itzhak Ha Tzarfati (le Français), exégète du XIe siècle –Troyes (1040-1105).

[56] Rappelons, avec Pierre Hadot la définition des «exercices spirituels» : « [...] des pratiques, qui pouvaient être d'ordre physique, comme le régime

En approfondissant la définition de la logothérapie entendue d'abord comme thérapie spécifiquement dévolue au traitement des névroses noogènes, et incidemment comme thérapie complémentaire, avec le recul historique dont nous disposons, il est désormais possible de répertorier à grands traits les domaines d'intervention de cette méthode de soin si fortement enracinée dans la philosophie.

Sur le plan strictement thérapeutique, les usages de la logothérapie sont nombreux, puisque celle-ci peut être employée avec succès soit dans le domaine du conseil (*counselling*) – spirituel ou séculier –, soit dans celui de la prévention, ou, à l'opposé, des situations de crise. Parmi les chantiers actuels de la logothérapie, il convient de mentionner en outre, son apport substantiel à la clinique du psychotrauma, mais également au domaine – souvent bien pauvre – de l'accompagnement en fin de vie, y compris dans les pratiques du soin palliatif. Dans le cas du traitement du traumatisme psychique, la logothérapie prend efficacement le relais des méthodes thérapeutiques traditionnelles – pharmacothérapie, approches psychodynamiques –, dans la mesure où au-delà du rétablissement psychosocial des patients, son souci du sens permet aux victimes de trauma de réélaborer, à nouveau frais, l'architecture même de leurs croyances

alimentaire, ou discursif, comme le dialogue et la méditation, ou intuitif, comme la contemplation, mais qui étaient toutes destinées à opérer une modification et une transformation dans le sujet qui les pratiquait. » in *La Philosophie comme manière de vivre. Entretiens avec Jeannie Carlier et Arnold Davidson,* Paris, Le Livre de Poche, Coll. « Biblio essais », 2003, p. 69 *et sq.* Sous l'influence, ou parallèlement à la pensée hellénique, toutes les grandes traditions ont développé cette forme de discipline, comprise comme fondement d'une vie philosophique, ou d'une existence sensée. Dans cet ordre d'idée, nous renvoyons également le lecteur aux travaux de Xavier Pavie, *Exercices spirituels. Leçons de la philosophie contemporaine*, Paris, Les Belles Lettres, 2013 et *Exercices spirituels. Leçons de la philosophie antique*, Paris, Les Belles Lettres, 2014 ; ainsi qu'à notre ouvrage : *La Tradition éthique du judaïsme. Introduction au Moussar*, Paris, Berg, 2014. Dans le cas de l'*Existenzanalyse* ce sont notamment les exercices fondés sur le dialogue et l'intuition qui prévalent : tous reposent sur la mise en œuvre de la « modification d'attitude »(voir *supra* : Les finalités de la logothérapie : Liberté et responsabilité/*L'idée de ministère médical.*)

fondamentales, ainsi que le spectre de valeurs qui sous-tend un projet de vie véritablement digne de ce nom[57]. Dans le cas de l'accompagnement, mais aussi du soin palliatif, la logothérapie vérifie le principe franklien selon lequel « la vie possède un sens jusqu'au dernier souffle ». En l'occurrence, la présence et l'action bienveillante du thérapeute permettent aux patients de faire la paix avec eux-mêmes, et de clore de manière cohérente une fin de vie autrement violentée par la souffrance, l'angoisse, la culpabilité et souvent, le désespoir. On pressent ici l'incidence thérapeutique d'une référence intelligente à la « triade tragique », lorsque le primat demeure malgré tout accordé à ce qui *jusqu'au bout fait sens* –valeurs d'attitude, mais aussi valeurs de transmission. D'aucuns objecteront que la période historique que nous connaissons est bien peu favorable à ce genre d'applications, car il est un fait que les menaces qui pèsent sur l'assistance publique –notamment en France mais pas seulement–, sont peu propices à la mise en place de nouvelles formations (la raison d'État s'affirme hélas souvent au détriment des personnes, ce que Frankl a bien perçu dès le début des années trente…)

Sur le plan de ses contributions annexes ou connexes à la problématique de la santé publique, l'*Existenzanalyse*, en tant que matrice philosophique de la logothérapie, peut également s'avérer d'un immense apport. En effet, dans un certain nombre de domaines périphériques à la thérapeutique, les chantiers ne sont pas moindres. L'*Existenzanalyse* ouvre de précieuses perspectives à l'éducation, mais aussi à la pédagogie, puisqu'elle enseigne la valorisation de la vie, à partir d'un certain nombre de notions et de méthodes qui articulent précisément la valeur de l'existence à une philosophie morale, peu contraignante, puisqu'elle engage chaque individu à travailler sur soi, en évitant les écueils qui débouchent sur l'abîme du réductionnisme et du nihilisme.

[57] G. E. Sarfati, « Viktor Frankl : l'Analyse existentielle et la logothérapie », in *Aide-mémoire de psychotraumatologie*, dir. A. Sabouraud-Seguin, M. Kédia, Paris, Dunod, 2e éd. 2013, p. 26-40.

Aux jeunes, elle inculque la notion de projet de vie, mais surtout l'idée que chaque individu peut et doit construire sa vie, en regard d'aspirations uniques ; aux moins jeunes, elle enseigne à se défier des contre-valeurs ou des pseudo-valeurs, au profit du développement d'une authentique culture spirituelle (puisque la problématique des orientations de sens, avant de constituer une réplique à la crise ou au déficit de sens, peut d'emblée constituer les bases d'une solide formation de la personnalité) ; aux personnes âgées, elle offre une conception optimiste de la temporalité vécue, en regard de laquelle « l'expérience engrangée » participe de la plénitude de l'existence, et de son accomplissement, fut-elle marquée par les épreuves. Sur d'autres plans, qui intéressent plus généralement la cohésion et la stabilité collectives, les perspectives de l'*Existenzanalyse* peuvent encore féconder la critique constructive des politiques du moment (gouvernement des hommes et des choses) : l'ontologie dimensionnelle, et le thème noétique sont de nature à renouveler le questionnement de la philosophie sociale : qu'est-ce qu'une société juste ? Qu'est-ce qu'un projet de société favorable au plus grand nombre ? Comment concevoir les liens de responsabilité dans une société de libertés ? Selon quelles options la bioéthique doit-elle procéder, compte tenu des implications d'une anthropologie spiritualiste ? Selon quels axes pratiques devrait se comprendre une écologie globale, soucieuse du respect du vivant ? Etc. Comme on le pressent à la lumière de la diversité des interrogations possibles, l'*Existenzanalyse* est riche d'un potentiel évaluatif, précieux en des temps d'incertitude, où le jugement pratique et l'esprit critique constituent les leviers les plus essentiels de l'action.

## Débat

**Bernard Reber**

Quelques petites questions pour amorcer ce débat. La spiritualité n'est-elle pas précisément ce qui est à la limite du langage, à la limite du dicible, de l'ineffable ? Qu'en pense le linguiste logopédiste ?

**Georges-Elia Sarfati**

Votre question est très importante. Elle met l'accent sur ce qu'il y a d'essentiel et qui restait à dire. Frankl n'emploie pas ce terme, mais je vais l'employer précisément, du fait de mon intérêt pour les langues et la dimension culturelle des langues et du langage de façon générale. Il me semble que ce que Frankl appelle la névrose noogène, finalement – dans la mesure où il a défini la dimension noétique comme étant le lieu de la fonction symbolique et également le lieu de la conscience morale, c'est-à-dire de l'axiologie –, il me semble que la névrose noogène coïncide véritablement terme à terme avec ce qu'aujourd'hui on appelle « le processus de désymbolisation », c'est-à-dire la crise du sens. Ce n'est ni plus ni moins que le délitement, effectivement, on l'a vu, des référentiels collectifs, mais ça peut aller jusqu'à une symptomatologie individuelle, la perte du sens se matérialisant dans la désaffection du langage, la fracture de la syntaxe, l'incapacité à élaborer mentalement des situations un tant soit peu complexes, le fait de prendre un mot pour un autre ou le fait d'être confronté ou de subir un appauvrissement drastique du lexique. Ce sont des phénomènes dont nous sommes quotidiennement témoins. Il n'est que d'entendre le journal télévisé, il n'est que d'entendre les personnes interrogées à l'occasion de tel ou tel reportage : la plupart des gens sont dans un état d'indigence symbolique véritable et il se trouve que les mêmes sujets qui sont symboliquement indigents sont les plus souffrants. Il est tout à fait évident qu'il y a un lien entre la richesse, la densité de la fonction symbolique d'une personne et son aptitude à résister aux pressions de l'environnement, et par conséquent à garder ou pas ce que l'on appelle ordinairement, une colonne vertébrale.

**Bernard Reber**

J'ai l'impression que vous avez bien évité la question ou alors je n'ai peut-être pas été précis. C'est intéressant, ce que vous avez dit, tout à fait intéressant. Mais alors, est-ce que cela voudrait dire que le linguiste qui est au fond de vous-même veut aller jusqu'au bout de la spiritualité, et, finalement, on peut tout dire ? J'ai l'impression que souvent la « vraie » spiritualité, la spiritualité de haut vol, justement, on ne peut pas en dire grand-chose

**Georges-Elia Sarfati**

Donc, en fait, vous interrogez l'aptitude du langage à tout dire ? Ça, c'est un vieux débat philosophique effectivement, qui remonte à Aristote : est-ce que le langage est un instrument parfait ou imparfait ? Est-ce qu'il nous permet de tout dire ? Alors, la logothérapie n'est pas logocentrique. C'est-à-dire que la logothérapie ne considère pas que le sens ne se joue que dans le champ de l'idiome. Le sens, c'est aussi le corps, c'est aussi la sensibilité, c'est aussi la gestualité. C'est pourquoi j'ai insisté à la fin sur la polysémie du terme en français. Bien entendu, il y a des expériences spirituelles d'une subtilité telle qu'elles se passent de mots, et pour autant on peut en dire quelque chose. Mais aussi, on peut le montrer. Je ne veux pas être wittgensteinien, mais on peut le montrer par l'art, et c'est une des dimensions des orientations de sens. C'est ce que Frankl appelle les valeurs de créativité.

**Bernard Reber**

J'avais une deuxième question : comment le linguiste et le spécialiste du sens commun – puisque, si les renseignements généraux sont précis, vous avez fait votre habilitation à diriger les recherches sur « le sens commun » – comment est-ce que vous pouvez lier, ou délier, ou distinguer le sens commun et le sens dont on a commencé à parler depuis le début de l'après-midi, qui semble être quelque chose de très individuel.

**Georges-Elia Sarfati**

Oui, c'est une question massive à laquelle je répondrai très simplement. Je dirai que le sens, avec la force de conviction que nous lui donnons dans ce débat, est aux antipodes du sens commun. C'est-à-dire que pour prendre une dénomination plus technique, mais en même temps plus plane et en même temps polémique, je dirai que le sens est aux antipodes de la doxa. La singularité, la singularisation des sujets dépend de leur aptitude, véritablement, à définir un mode de vie, y compris un mode de vie spirituel naturellement, qui n'est pas nécessairement façonné par les injonctions de la société de leur époque. Donc le sens commun, si on oublie la strate phénoménologique, fait qu'heureusement qu'il y a un sens commun, sinon on n'arriverait pas à se diriger dans la rue ; mais le sens commun au sens de l'opinion commune, est très certainement l'ennemi irréductible du sens, au sens où nous en parlons ici.

**Bernard Reber**

On peut poursuivre. Est-ce que les deux autres orateurs auraient des questions à vous adresser ?

**Véronique Boudon-Millot**

J'aurais une question concernant la nature du dialogue qui s'installe entre le thérapeute et le patient : vous avez fait allusion à cette notion de maïeutique socratique, et c'est déjà un problème pour Platon, à travers ce qu'en dit Socrate, de savoir si tout le monde est accessible à cette maïeutique. Je voulais savoir quel est le point de vue de Frankl, quelle était sa position : est-ce que tout le monde est accessible ? Dans quelle mesure ? Et quels sont les chemins de cette accessibilité ?

**Georges-Elia Sarfati**

Je vais vous répondre en deux temps. J'ai promis de vous donner un exemple amusant, en voici un et je n'oublie pas du tout votre question. Il faut rappeler que Frankl est celui qui a mis au point, dès 1936, ce qui est bien connu aujourd'hui dans les thérapies cognitives comportementales, qu'on appelle « la prescription du symptôme ». Frankl appelle cela « l'injonction paradoxale ». En fait, dans une situation de conduite phobique, on prescrit au sujet, avec beaucoup de précautions, finalement, d'aller au-devant de ce qui lui inspire la plus grande angoisse. Alors évidemment, c'est une recommandation qui intervient dans le dialogue thérapeutique, en plusieurs étapes, bien entendu. Je vais ensuite répondre plus complètement à votre question. Frankl dit que cette aptitude à introduire du changement dans sa propre existence et à en convaincre le sujet souffrant, dépend aussi de sa compétence noétique, c'est-à-dire de son aptitude à prendre une distance par rapport à ce qui le fait souffrir, et c'est pourquoi il nous donne l'exemple de l'humour comme marque insigne de l'auto-distanciation. Seulement, ça ne marche pas avec tout le monde. Il raconte qu'il a échappé à la déportation dans un premier temps, en tout cas en 1938, parce qu'il avait reçu un jour une convocation de la Gestapo : il était sommé de se rendre au bureau à huit heures du matin. Puis il se trouve en face d'un officier qui au lieu d'être agressif avec lui, comme il s'y attendait, lui demande : —Vous êtes bien Viktor Frankl ? —Oui. —Vous êtes bien psychiatre ? —Oui. —Vous êtes bien celui qui soigne les gens différemment des autres ? —Oui ! Alors l'officier lui dit : —Écoutez, j'ai un ami qui souffre d'angoisses. [Évidemment Frankl comprend qu'il s'agit de lui...] Aujourd'hui, par ces temps troublés, lorsque cet ami fait quelques pas dans la rue, il est pris de panique et pense qu'il va être foudroyé par une attaque cardiaque. Alors Frankl lui dit : —Mais c'est très simple. Dites à votre ami qu'il doit tenir bon et qu'il doit s'obliger à faire quelques pas devant chez lui tous les jours, en se disant que non seulement il va succomber à une attaque, mais à deux, mais à trois, mais à quatre, mais à cinq... L'autre lui dit : —Vous êtes sérieux ? —Oui, oui ! —Alors très bien ! Bon, Docteur Frankl, vous pouvez rentrer chez vous mais revenez me voir dans une semaine ! Frankl n'attend pas la convocation, il y retourne et l'officier lui dit : —Écoutez, mon ami a beaucoup ri en faisant ce que vous lui avez recommandé et il va beaucoup mieux ! Ça, c'est le premier exemple.

Deuxième exemple : ça se passe bien plus tard, dans les années soixante-dix à Vienne. Frankl a comme patient, entre autres, un gardien de musée qui est phobique, qui n'a jamais été inquiété dans l'exercice de son métier mais qui redoute, depuis que le musée de Vienne a eu de nouvelles collections, qu'il y ait un cambriolage et qu'on lui vole des toiles extrêmement célèbres et précieuses. Et Frankl dit à ce gardien de musée : —Mais écoutez, Monsieur, c'est très simple : votre musée est bien gardé, depuis vingt-cinq ans que vous travaillez là, vous n'avez jamais eu ce genre de problème. —Non, non, jamais, mais là, je suis constamment angoissé, je suis tétanisé, je ne peux même plus circuler dans les salles. Alors Frankl lui dit : —Imaginez que, non seulement on va vous voler les Klimt mais qu'on va aussi vous voler, etc., etc. Et l'autre a de plus en plus peur, et finalement, ça ne marche pas avec lui, parce qu'il ne voit pas ce qu'il peut y avoir de drôle à se représenter cela.

Pour répondre enfin à votre question : en effet, Frankl cite le dialogue du *Ménon* où effectivement, la maïeutique est telle, qu'on montre que peu importe la condition sociale, tout sujet porte la vérité, sa vérité. Frankl est conscient des limites du dialogue socratique, de cette maïeutique-là, c'est pourquoi il introduit le thème bubérien du « dialogue authentique ». Le dialogue authentique, lui, n'est pas fondé seulement ou exclusivement sur la recherche de la vérité, mais il est fondé aussi sur la réassurance. Il ne faut pas oublier qu'on est dans un contexte thérapeutique. Donc, on n'est pas seulement dans une perspective strictement aléthique, on est dans une perspective qui est celle du mieux-être, de la recherche d'un meilleur équilibre.

**Olivier de La Doucette**

Je voulais justement rebondir sur un concept que je n'ai pas bien compris dans Frankl : l'approche de l'altruisme, qui est considéré plutôt comme un mécanisme de défense assez performant ; or j'ai cru comprendre que pour lui, ce n'était pas le cas, n'est-ce pas ? Donc j'aimerais que vous nous le définissiez.

Il y avait un autre point qui m'interrogeait : le rapport de l'inconscient et de la responsabilité de l'individu face à son symptôme. Là aussi, vous nous avez dit des choses qui m'ont interpellé. Je sais que vous avez un peu éludé le point, mais je crois que ça nous intéresserait tous de savoir, au fond : qu'est-ce que la logothérapie aujourd'hui ? Comment ça fonctionne, et pourquoi va-t-on voir un logothérapeute ?

**Georges-Elia Sarfati**

Trois questions importantes. Je vais commencer par la dernière : quelle est l'indication pour une logothérapie ? Je dirai que généralement, la logothérapie étant reconnue depuis peu de temps seulement, jusqu'à présent, tout ce qui relève du type de souffrances que Frankl a identifiées est traité de manière générale dans le champ analytique par des thérapeutes qui n'ont pas forcément cette compréhension de la souffrance humaine et qui vont avoir une grille de lecture plutôt psychogène – penser que les gens ont des névroses, au sens freudien. Et c'est là que la logothérapie est intéressante, je dirais, au regard de l'évolution du champ analytique et du champ de la psychothérapie. Pourquoi ? Parce qu'en effet, elle pose la question du renouvellement et de la nature de la demande de soi aujourd'hui, de la demande d'analyse, de la relation d'aide, au fond. La plupart des sujets qui consultent aujourd'hui, même et y compris des psychanalystes, sont au fond assez peu conformes au profil du névrosé des années vingt, quarante, cinquante, soixante et soixante-dix. On a plutôt des problématiques de type existentiel, des dilemmes moraux, des problèmes d'orientation dans le monde, dans la vie, des choix à faire, ou bien effectivement des souffrances qui sont consécutives à ce type de dépression : vide existentiel, vacuité, absence de raison de vivre, pas de goût à la vie, etc. De ce point de vue là, il y a un entretien préalable en logothérapie, qui fait que les connaissances cliniques permettent de savoir de quoi il s'agit. Il ne faut pas se tromper de cible, d'une certaine façon. Par conséquent, la logothérapie –et Frankl le disait–, c'est une thérapie complémentaire qui est spécialiste en quelque sorte, du traitement de la névrose noogène. Et Frankl va jusqu'à dire que la logothérapie est la seule thérapeutique qui peut s'exercer sur une base strictement philosophique. C'est extrêmement intéressant, parce que nous avons tout de même une tradition philosophique axée sur la problématique de la condition humaine – Montaigne, Pascal, Kierkegaard, Schopenhauer, les existentialistes contemporains, Gabriel Marcel ou Sartre, avec leurs différentes axiologies. Et notamment, un auteur comme Yalom met bien cela en scène. Il montre bien, notamment dans *La Méthode Schopenhauer*[58], que les problèmes sont des problèmes humains et non pas des problèmes qui relèvent de la psychopathologie constituée, au sens psychiatrique ou au sens freudien.

Votre première question à présent : l'altruisme comme mécanisme de défense. Frankl est assez loin de Freud. Il ne va pas s'en tenir à cette interprétation, je dirais marquée par le soupçon,

[58] Yalom, I. D., *La Méthode Schopenhauer*, traduit de l'américain par Clément Baude, Paris, Points Seuil, 480 p.

à savoir, comme le dirait La Rochefoucauld, que la plupart de nos vertus sont des vices cachés. Non. Il pense vraiment qu'il y a une dimension spécifiquement humaine et que l'humanité de l'homme consiste à tendre la main à autrui. Alors, en quoi et comment s'explique ce que Frankl appelle « l'antagonisme noético-psychique », le fait que l'esprit entre en conflit avec le psychisme et le psychosoma ? C'est très simple. Vous avez soif, vous avez un verre d'eau devant vous, j'ai soif aussi et nous n'avons qu'une bouteille. Eh bien, votre humanité vous permettra de me céder votre part. Cela s'oppose à vos intérêts immédiats, pyschosomatiques, mais la valeur d'altruisme vous permettra, de manière désintéressée, du moins je l'espère, de m'offrir à boire. C'est ça l'antagonisme noético-psychique : la « force de défi » de l'esprit. C'est encore une expression que Frankl emploie.

Enfin deuxième question, intermédiaire, la responsabilité. Oui, c'est sans doute ce que Frankl a retenu de Adler, à savoir que tout sujet était raisonnable, au sens propre. Qu'il était possible de le raisonner et que finalement ses choix de vie, ce que Adler appelle son « plan de vie », n'étaient pas seulement l'expression d'une ruse de l'inconscient qui lui échapperait complètement mais qu'à certains moments les choix sont faits ; même avec une conscience peu claire ou semi-affirmée, mais les choix sont faits. C'est un peu ce que Sartre dit dans son chapitre sur la psychanalyse existentielle. Sartre, le pauvre, dit à la fin du chapitre : « La psychanalyse existentielle attend encore son théoricien ». Il écrit ça en 47… Adler est mort en 33. On avait donc déjà, cette compréhension de l'importance du dialogue et de la prise de conscience facilitée par le thérapeute en face de quelqu'un qui, oui, clairement pouvait dire « à tel moment, j'ai fait tel choix », ou « à tel moment, j'ai refusé de faire tel choix et j'en subis les conséquences ». Donc la part de la responsabilité est celle-ci. Pour autant, comme je l'ai rappelé, en réitérant l'importance de la conscience, de la liberté et de la responsabilité, Frankl le fait en toute connaissance, après Freud et après avoir lu Freud, c'est-à-dire qu'il admet évidemment, qu'il puisse y avoir des zones totalement obscures et il dit: « On ne peut pas faire une logothérapie, quand on souffre de beaucoup de pathologies, et notamment de névrose psychogène, si on n'a pas préalablement réglé le problème ». Donc, c'est très important de bien comprendre que la topique franklienne ajoute un plan, qui est la dimension spirituelle. La dimension spirituelle est elle-même capable de succomber à certaines souffrances ou en tout cas de les signaler; mais il ne faut pas s'adresser à un spécialiste de l'inconscient pulsionnel quand on a une névrose noogène et il ne faut pas s'adresser à un logothérapeute quand on a une névrose psychogène. Cela, c'est le rôle des deux, bien informés, de le savoir.

**Public**

J'ai bien compris que la perspective de Frankl est une perspective phénoménologique, qui se méfie donc a priori des cadres métaphysiques surimposés à l'expérience; mais, néanmoins, il y a une résonance métaphysique très forte: l'idée même de dimension spirituelle que vous évoquez là. J'aimerais qu'on revienne sur ce point. Et justement, une des forces théoriques de la psychanalyse classique, celle de Freud et même de Adler, c'est que non seulement elle propose des explications, en pointant des opérations, comme le refoulement qui est le concept central de l'inconscient freudien, ou la fonction du surmoi, vous le rappeliez dans la topique, pour rendre compte des aspirations spirituelles ou morales, mais il y a aussi une métaphysique, qui n'est peut-être pas totalement assumée mais qui est très claire, qui est une métaphysique de type naturaliste; en gros, il y a des corps en mouvement. Ma question portait sur le cadre métaphysique, qu'on lit en filigrane, ou peut-être pas, dans votre perspective. Est-ce que vous différez cette interrogation à jamais, ou est-ce qu'à un moment donné, se pose tout de même la question de savoir « d'où vient cette dimension spirituelle ? » Est-ce que ça se réduit simplement à un horizon de valeurs ou d'aspirations qui seraient données, qui font partie de la condition humaine, justement, ou est-ce qu'il y a quelque chose qu'on veut dire en plus? Est-ce que le logos peut aller un peu plus loin dans l'explicitation de la structure fondamentale de cette condition humaine?

**Bernard Reber**

Je vous propose qu'on prenne les questions, ensuite vous les tissez et vous répondrez.

**Public**

Si j'avais un ami politique qui est en train de sombrer, dans les sondages, quels seraient les conseils que vous pourriez lui donner sur cette perte de sens, qui nous fait sombrer en tant que société ou pays dans les bas-fonds capitalistiques et compagnie? Bref, à part le fait qu'il serait intéressant de venir vous consulter, est-ce qu'il y aurait trois axes thérapeutiques qu'il serait intéressant d'explorer?

**Georges-Elia Sarfati**

J'aime bien votre ironie. En fait, je n'aurais aucun conseil à lui donner, parce que la logothérapie, c'est tout sauf du coaching. Donc là, vraiment, je me tairais. Je me tairais ou en tout cas je ne mettrais pas la logothérapie au service de la logothérapie politicienne. Ce n'est pas une discipline prescriptive, encore une fois.

Pour répondre à la précédente question, qui est très importante effectivement, elle touche notamment au statut scientifique de la logothérapie. C'est là qu'en effet, l'arrière-plan phénoménologique est important. Au fond, pour Frankl tout comme pour Binswanger, la critique est d'abord adressée à Freud –je pense, entre nous, que c'est un combat d'arrière-garde, elle était pertinente dans les années trente et quarante–, c'est la critique de l'anthropologie freudienne, l'anthropologie historique. Binswanger écrit un texte –je ne sais pas si c'était un cadeau empoisonné– pour les quatre-vingts ans de Freud, où il consacre une réflexion à l'anthropologie freudienne, et il le lit à Freud devant plusieurs personnes. Il dit que Freud, finalement, est comptable encore du darwinisme de son époque et du physicalisme, et que donc il y a chez lui une sorte de figure du sujet, qui serait celle de l'*homo natura*: l'être humain comme primate supérieur évoluant dans les mégapoles, à peu près. Frankl comme Binswanger contestent cette conception-là, en disant que cette conception, d'abord, donne lieu à une vision un peu organiciste du sujet, même si, grâce à Freud, le psychisme gagne en autonomie, évidemment, avec tous les mécanismes sur lesquels Frankl ne revient pas et qu'il considère absolument fondamentaux. Donc Frankl a plutôt tendance à inscrire l'analyse existentielle dans le champ de l'herméneutique, l'herméneutique du sujet, bien plus que d'une analyse à présupposé darwinien, physicaliste avec la problématique de l'arc-réflexe, du principe de plaisir, de la catharsis, etc. Ce qui est intéressant dans son schéma entre noésis et psychosomatique, c'est qu'il dit qu'à juste titre, ce que Freud a parachevé en matière de démonstration, c'est de montrer l'importance chez l'être humain de la régulation –la régulation libidinale, donc le principe d'homéostasie–, mais que la dimension spirituelle, elle, est en dehors du principe d'homéostasie. La noodynamique, c'est quelque chose qui appelle toujours le sujet à viser un accomplissement. Alors, il y a un point de débat, effectivement, entre les frankliens et les freudiens sur la question des valeurs: quel est le statut des valeurs? Quelle est la valeur de la valeur? Est-ce que la valeur est une élaboration de l'appareil mental, qui se trouve en dernière analyse dans l'instance de surmoi, ou est-ce que la valeur est autre chose que l'interdit? Et c'est là qu'il y a véritablement un objet de débat extrêmement intéressant. Donc on ne peut pas clore comme ça, mais je vais vous répondre en vous donnant les pistes: Frankl est plutôt du côté d'une herméneutique du sujet, donc c'est un lecteur de Husserl et de Dilthey plutôt que de Freud et Darwin. Tout comme paradoxalement, chez Freud, l'importance du langage. C'est cela qui est frappant chez Freud, je dirais, qu'il s'intéresse au paradoxal.

## Spiritualité, un facteur de bien-être et de longévité

Par

**Olivier de Ladoucette**

Après ces deux premiers exposés, l'un disons, historico-théorique, et le suivant, théorico-théorique, je vais faire un exposé, si vous le voulez bien, théorico-pratique. J'aimerais en effet vous parler du rapport entre la longévité et la spiritualité, mais aussi entre l'avancée en âge et le vieillissement, et la spiritualité.

Je ne m'étendrai pas sur la spiritualité, parce que vous avez tous une idée sur la question, et qu'il y a ici des gens beaucoup plus savants que moi pour en parler. En revanche, j'aimerais vous apporter mon éclairage sur le vieillissement, qui est un processus qui nous concerne tous et qui, au fond, est traité de manière très paradoxale par notre société. Je crois que nul ici n'ignore que la longévité croît chaque année d'à peu près un trimestre, c'est-à-dire que chaque petite fille qui naît aujourd'hui va gagner, par rapport à une petite fille qui sera née hier, six heures de vie en plus. Cela donne un peu le vertige ! Aujourd'hui, dans notre monde, la moitié des êtres humains, qui ont existé depuis le début de l'histoire de l'homme, âgés de plus de soixante-cinq ans, sont vivants. Nous sommes donc devant un processus démographique incroyable qui est un véritable cadeau que l'homme s'est fait à lui-même et dont on mesure à peine les retombées. Notre société est totalement décalée et déphasée par rapport à la réalité démographique qu'elle vit au quotidien. Cette réalité, est que nous vivons tous de plus en plus longtemps. Alors, certains diront : « Oui, mais à quel prix ? » Bien sûr, il nous faudra tous, un jour, mourir ! En réalité, si nous vivons tous de plus en plus longtemps, c'est parce que nous nous maintenons en santé, tous, de mieux en mieux. L'état de santé des individus de plus de soixante-cinq ans, dans nos pays développés et dans le monde, s'améliore d'année en année, de décennie en décennie.

J'aimerais vous parler d'une petite île qui s'appelle Okinawa. Vous savez que Okinawa appartient à l'archipel nippon. Il s'y est déroulé une guerre sanglante en 1945, et depuis, c'est un havre de paix qui a une caractéristique, celle de détenir le record mondial du nombre de centenaires par habitants. Et l'on s'est demandé quel était le secret des habitants d'Okinawa. On est allé les étudier de très près et on est arrivé à la conclusion suivante : si les gens d'Okinawa sont si nombreux à atteindre plus de cent ans, c'est pour quatre raisons principales. La première, c'est qu'à Okinawa, on adore l'exercice physique à tout âge. Et vous verrez à Okinawa, régulièrement, des hommes et des femmes de plus de soixante-dix, quatre-vingts, quatre-vingt-dix ans, en gants blancs, le matin, faire du taî-chi par exemple. Mais vous en verrez également dans les champs, essayer de participer aux travaux agricoles. Deuxième raison : à Okinawa, on a une alimentation qui est particulièrement vertueuse en termes de longévité. On y consomme beaucoup de poissons, beaucoup de légumes, peu d'alcool, peu de viande rouge. Troisième raison : à Okinawa, les personnes âgées travaillent jusqu'à pas d'âge. Il n'est pas rare, à Okinawa, de croiser un monsieur et une dame de plus de quatre-vingts ans qui vont tenir une petite échoppe, ou participer à des travaux qui réclament peut-être peu d'énergie physique mais une présence. Ils sont acceptés, et même on apprécie qu'ils soient là. Enfin, à Okinawa, il y a une vie spirituelle intense. Les centenaires, à Okinawa, sont appelés des « trésors vivants » : on les respecte, et ils sont détenteurs d'un savoir, d'une spiritualité qui est encouragée par tous. Donc, à travers cet exemple, nous avons quelque chose qui nous indique que la spiritualité peut avoir un rôle non négligeable dans la réussite de l'avancée en âge et de la longévité en particulier.

J'aimerais revenir sur le vieillissement : qu'est-ce que c'est que le vieillissement ? Beaucoup s'imaginent que le vieillissement est juste un problème biologique : des cellules qui petit à petit se dérèglent, qui ont de plus en plus de mal à fonctionner correctement. C'est vrai que le vieillissement est sous-tendu par les organes, mais en réalité, le vieillissement est un processus beaucoup plus complexe et qui répond non pas à une approche uniquement biologique mais bio-psycho-sociale.

Avant de vous parler de cette approche, je vais vous raconter une petite histoire qui m'est arrivée il n'y a pas très longtemps. En tant que psychiatre et gériatre, je vois beaucoup de gens qui ont la maladie d'Alzheimer. Il y a peu de temps, une famille est venue me voir au cabinet. Elles étaient trois femmes : la plus vieille – à qui je donnais quatre-vingt-cinq ans – était accompagnée de deux un peu plus jeunes, que j'identifiai comme ses enfants. La plus âgée prend la parole. Déjà, c'est peu fréquent, car en général les plus âgés sont les plus atteints, ils ont la maladie d'Alzheimer : soit ils ne comprennent pas pourquoi ils sont là, soit ils ne comprennent plus rien du tout. Et elle me dit avec un petit sourire : « Docteur, en fait, on ne vient pas vous voir pour moi mais pour ma fille, la plus jeune, qui vit à mon domicile ; et j'ai beaucoup de problèmes avec elle ; car comprenez, Docteur, elle a soixante-douze ans et elle a la maladie d'Alzheimer. » Très bien. Nous discutons et dans la conversation, interloqué, je lui pose la question : —Mais quel âge avez-vous, Madame ? Elle me répond avec un grand sourire : —Docteur, j'ai cent ans ! Donc voilà une dame de cent ans à qui je donnais quatre-vingt-cinq ans qui vient, avec ses deux enfants, pour me parler de sa plus jeune fille qui a soixante-douze ans et est atteinte de la maladie d'Alzheimer. Ce type de tableau, un peu étonnant, se reproduira de plus en plus souvent. Pourquoi est-ce que je vous en parle ? Parce qu'il ne vous aura pas échappé que le vieillissement est un processus qui est très hétérogène, et qu'au-delà de cinquante ans, les trajectoires diffèrent de plus en plus. Et nous les professionnels, quand nous croisons des gens âgés, des seniors, au-delà de soixante-dix ans nous ne savons plus l'âge des gens en face de nous à dix ans près. Ils peuvent avoir quatre-vingt-dix ans et en paraître soixante-quinze, comme ils peuvent avoir soixante-quinze ans et en paraître quatre-vingt-dix.

Alors, pourquoi cette inégalité ? Parce que la longévité dépend de plusieurs facteurs. D'abord il faut avoir de bons gènes, bien sûr. Ensuite, il faut naître au bon endroit. Il est sûr qu'entre la petite fille qui va naître sur les trottoirs de Calcutta et celle qui sera née dans une maternité du 17e arrondissement, il y aura un différentiel de longévité. C'est évident. Il faut avoir de la chance : bien sûr, il y a des mains qu'il ne faut pas serrer, des portes qu'il ne faut pas prendre, des compagnies aériennes qu'il ne faut pas emprunter. Et puis enfin, il faut faire le bon choix, et c'est cela qui est important, car la longévité est sous-tendue, certes par les gènes mais en réalité uniquement à 30%. Vous savez que dans notre pays, on détient le record du monde de la longévité grâce à Jeanne Calment. Jeanne Calment a vécu cent vingt-deux ans et six mois. Jusqu'à Jeanne, on pensait que l'espérance de vie de l'homme ne dépasserait pas cent vingt ans ; elle l'a donc pulvérisée. Jeanne est arrivée dans sa maison de retraite à bicyclette, à cent ans, après avoir signé avec son notaire la vente de son appartement en viager. Autant vous dire qu'elle a enterré tout le monde, y compris son notaire. Jeanne avait des gènes formidables. Quand on regarde son arbre généalogique, ils sont tous morts à soixante-quinze, quatre-vingts, quatre-vingt-dix ans dans les cinq générations qui l'ont précédée. Mais Jeanne était aussi formidable dans son approche de la vie : elle a fait les bons choix, aux bons moments. Un peu comme au bridge : au bridge il y a un facteur chance, c'est le jeu ; mais ensuite, c'est votre talent. Vous avez un jeu moyen ? Si vous êtes très bon vous ferez un grand chelem. On reçoit tous, à notre naissance, un jeu de gènes qui est très fonctionnel, qui doit nous permettre de vivre facilement jusqu'à quatre-vingt-cinq ou quatre-vingt-dix ans ; après c'est à nous d'en faire quelque chose. Et c'est là que nos choix de comportements interviennent.

Alors, quels sont ces choix de comportements? Pour les comprendre, j'aimerais vous rappeler quelques notions importantes, notamment sur l'âge. Quel âge avez-vous? Si je vous pose cette question, vous allez, évidemment, me donner votre âge chronologique. Mais en réalité, l'âge chronologique qui fonctionnait bien jusqu'à il y a pas longtemps, aujourd'hui ne signifie plus grand-chose. Lorsque devant nous, encore une fois, nous avons des gens qui ont quatre-vingt-quinze ans et qui en paraissent quinze de moins, que signifie l'âge chronologique? En réalité, maintenant, ce qui importe, ce sont les autres facteurs: les facteurs bio-psycho-sociaux.

Les facteurs biologiques: ils sont liés à l'âge physiologique, qui va différer énormément d'une personne à l'autre en fonction de ses gènes et de ses comportements.

Ensuite, vous avez l'âge social: en fonction du métier que vous exercez, en fonction du lieu où vous vous trouvez, vous n'aurez pas le même âge. Si vous comparez par exemple Zinédine Zidane, Jean-Pierre Raffarin et Claire Chazal, qui est le plus jeune chronologiquement? C'est celui qui est le plus vieux sociologiquement, socialement! Zidane, qui a pris sa retraite –oserais-je dire sur un coup de tête–, est le plus vieux: il est retraité du foot depuis l'âge de trente-quatre, trente-cinq ans peut-être. Et Jean-Pierre Raffarin, qui est au Sénat, est quant à lui tranquille: il sait qu'il peut encore en prendre pour six ans aux prochaines élections... Vous voyez donc que l'âge social est décorrélé de l'âge chronologique et dépend beaucoup du milieu où nous nous trouvons. Or cet âge social n'a jamais été aussi fluctuant. Aujourd'hui, on voit bien que les gens changent de métier au cours de leur vie professionnelle, se remarient... Le nombre de remariage après cinquante ans croît de manière exponentielle aujourd'hui. Certains hommes qui se remarient vont être des papas de soixante ans, etc. Les parcours de vie, qui autrefois étaient linéaires, deviennent maintenant des sinusoïdes incroyables. On a du mal à comprendre, à s'y retrouver, et c'est tant mieux.

Enfin, vous avez l'âge intellectuel et l'âge émotionnel, qui sont importants. Nous y reviendrons tout à l'heure. Concernant l'âge intellectuel, évidemment, quand on oublie, ses clés, ses numéros de cartes de crédit et qu'on a plus de soixante ans, on se dit « ça y est, c'est l'Alzheimer ! » Bien sûr, ça touche beaucoup trop de monde, mais en réalité, notre cerveau est, de tous les organes du corps humain, le plus chronorésistant. C'est celui qui résiste le mieux au temps, à la condition de ne pas tomber en panne. Quand il est en panne, on ne sait, hélas, pas le réparer. C'est facile de le comprendre : —Êtes-vous aujourd'hui capable de réfléchir aussi bien qu'il y a vingt ou trente ans ? Pouvez-vous rédiger une lettre, écrire un discours, aussi bien qu'il y a vingt ou trente ans ? Vous allez me répondre —Oui ! Si je vous demande : —Est-ce que vous courez aussi bien qu'il y a vingt ou trente ans ? Vous allez me dire —Non ! Eh bien, voilà : tout simplement, notre cerveau résiste particulièrement bien à l'épreuve du temps, et on peut compter dessus.

La vie émotionnelle, pareillement, échappe au temps. On a maintenant, en permanence, des exemples de couples qui se forment tardivement, qui se marient à soixante-dix, à quatre-vingts ans. Donc les émois émotionnels peuvent survenir à tout âge. On peut avoir des émois pour quelqu'un du sexe opposé, ou du même sexe ; mais on peut aussi avoir des émois pour des petits-enfants ou pour, tout simplement, une jolie pièce de théâtre ou une exposition de peinture.

On voit bien que le vieillissement est un processus très complexe qui ne dépend pas uniquement du corps humain, qui ne dépend pas que des cellules mais de beaucoup d'autres paramètres. La résultante de tout cela, est ce que nous appelons « l'âge subjectif » : c'est l'âge que nous nous donnons. On sait qu'en moyenne, chacun d'entre nous se donne un âge subjectif qui est inférieur de cinq à dix ans à son âge chronologique. Si on se donne plus de dix ans, on est un peu dans le déni. Si on se donne moins que cinq ans, c'est qu'on ne va pas bien. J'ai remarqué cela : les gens qui pensent qu'ils ont le même âge que leur âge chronologique ne vont pas très bien, il y a quelque chose qui va mal.

Je m'approche petit à petit de la spiritualité, rassurez-vous. J'aimerais vous parler maintenant de ces vertus, de ces comportements si importants dont on parlait tout à l'heure, qui représentent à peu près 60% de la longévité et qui sont donc les facteurs clés de la réussite de l'avance en âge. On les a étudiés sur les populations de ces gens qui vieillissent de manière extraordinaire. On en connaît autour de nous : des gens qui à quatre-vingts, quatre-vingt-dix ans sont en pleine forme physique, qui sont interactifs et curieux, qui sont rayonnants. Il y en a qui ne sont pas forcément physiquement en forme mais qui conservent ce rayonnement, cette joie de vivre, ce bonheur. On les connaît, on les a étudiés et on a cherché à comprendre quel était, au fond, leur dénominateur commun, quel était leur secret. Il se résume par le schéma ci-dessous[1] :

LES TROIS COMPOSANTES D'UN VIEILLISSEMENT RÉUSSI
(D'APRÈS J. W. ROWE ET R. L. KAHN, *OP.CIT.*)

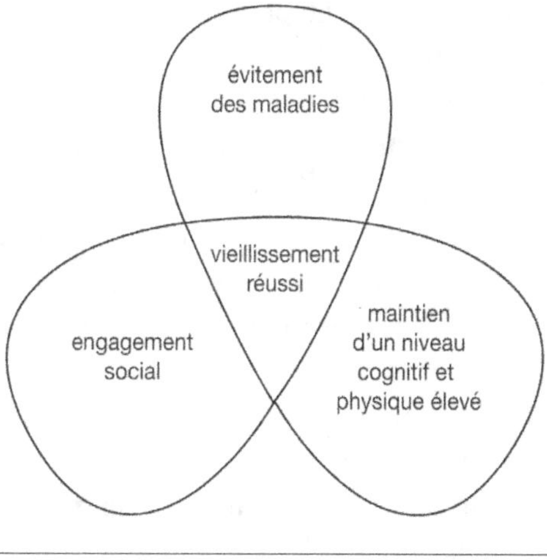


[1] J. W. Rowe et R. L. Kahn, « Successful Aging », in *The Gerontologist*, vol. 37, n° 4,1997, cité par O. de Ladoucette dans *Le Guide du bien vieillir*, O. Jacob, 2011.

Vous voyez que la réussite de l'avance en âge dépend de trois facteurs, qui chacun sont nécessaires mais dont aucun n'est suffisant.

Le premier facteur est l'évitement des maladies. On est là dans le biologique. C'est un truisme. Deuxième facteur, le maintien d'un niveau physique et cognitif élevé: l'activité physique et intellectuelle. Troisième facteur, l'engagement social. Et j'ajouterai l'engagement avec soi-même. Vous voyez qu'on y arrive. Je vais revenir sur ces trois facteurs, très rapidement, parce que vous serez peut-être contents d'avoir quelques réponses aux questions que vous vous posez.

Évitement des maladies. Qu'est-ce qu'il faut faire? Nous n'avons pas vraiment le temps d'en parler mais il suffit de regarder la télévision, d'ouvrir les journaux, de lire les livres... On vous y explique en long et en large quels sont les comportements qu'il faut adopter pour être en forme. Pour être rapide et simple, si vous voulez éviter les maladies, je vous conseille de bien choisir votre médecin [rires]. Pour la raison qui vous a fait sourire, certainement, mais également pour d'autres, peut-être un peu plus complexes. En effet, si l'on veut éviter les maladies, il faut avoir une approche préventive; il faut se projeter dans le futur. Je vous rappelle qu'en Chine, où on a une médecine traditionnelle et où la spiritualité compte bien entendu, on ne paye son médecin traditionnel que quand on va bien. Parce qu'on a une approche préventive et qu'on va le voir systématiquement deux à trois fois par an qu'on aille bien ou mal. Donc, si on tombe malade, évidemment on va aller le consulter plus souvent mais dans ce cas, on ne le paye pas. En revanche, quand on va le voir et qu'on se porte bien, on le paye. Quand je dis « choisir bien son médecin », cela veut dire, d'abord, trouver un médecin en qui on a confiance. Souvent j'interroge mes patients: — Est-ce que vous avez un médecin traitant? — Oui, un petit médecin de quartier... J'ai envie de leur dire: — Si vous pensez ça de votre médecin, n'y allez pas, parce que ça ne peut pas, être « un petit médecin de quartier ». Il doit être, « un médecin que je respecte et en qui j'ai confiance». Un bon médecin est un médecin qu'on va voir régulièrement et avec qui on engage un rapport de dialogue et de connaissance; on va le voir deux fois par an, même si on va bien. Ainsi, quand vous allez mal, le médecin vous connaît, il sait qui vous êtes, il connaît votre nom, il connaît votre histoire. J'entends souvent dire: —Je suis allé voir ce médecin, il m'a gardé dix minutes, il m'a à peine posé des questions et m'a prescrit un truc. Et si je demande: —Et la dernière fois que vous l'avez vu, c'était quand? —Je ne sais plus très bien, il y a peut-être deux ans... Évidemment! vous ne pouvez pas avoir une approche préventive avec un médecin si vous n'allez pas le consulter régulièrement! Même si vous allez bien, vous lui parlez de vous, et c'est intéressant... Lui vous comprendra et vous proposera une prise en charge adaptée à votre âge, à vos antécédents, à votre vie... Donc, on choisit bien son médecin!

Deuxième facteur, on maintient un niveau physique et cognitif élevé. Il faut faire beaucoup d'exercice. L'*homo sapiens*, l'*homo erectus* est devenu *homo sedentarus*. Il ne fait plus rien, il ne bouge plus, il est assis sur une chaise du matin au soir. Je vous rappelle que le corps qui vous habite a été façonné par cinquante mille ans d'une sélection naturelle impitoyable pour répondre à un cahier des charges très précis: il faut être sans cesse en mouvement pour pouvoir échapper aux bêtes féroces et pour pouvoir manger. Aujourd'hui, on ne fait plus rien, on ne bouge plus. Or, notre corps ne s'use... que si l'on ne s'en sert pas. Il faut donc bouger!

Ensuite, il est bon aussi d'agiter sa matière grise, de ne pas se mettre à la retraite intellectuellement, car encore une fois, notre cerveau est un organe particulièrement puissant. Il y a deux choses très complexes dans l'univers. La première est le Code du travail français, et la deuxième est le cerveau. Le cerveau, c'est la dernière frontière: cent milliards de neurones qui sont chacun connectés par deux cent mille synapses au travers desquelles passent à peu près trois mille molécules. Vous voyez la complexité du système. On ne sait pas grand-chose sur le sujet, mais on sait que notre cerveau est capable, à tout âge, de réparer beaucoup de choses et de conserver les circuits plutôt en bon état. On peut donc compter sur lui. À une condition, c'est de le stimuler : si on ne le fait pas, il ne fabrique pas les connexions nécessaires pour réparer les circuits défectueux. Il faut donc stimuler son cerveau !

Enfin, dernier facteur, l'engagement social. J'aime bien cette phrase de Paul Valéry : « Un être seul est toujours en mauvaise compagnie. » On ne connaît pas de centenaire seul, à moins que la solitude n'ait été voulue, peut-être quelques religieux, quelques ermites dans l'Himalaya. Mais la grande majorité des centenaires sont très entourés. L'homme est un animal qui a besoin de l'autre, en permanence, depuis sa naissance jusqu'à la fin de sa vie. Il faut donc interagir avec les autres, c'est très important ! Cet engagement social est essentiel. La solitude fait le lit d'énormément de pathologies, physiques et psychiques.

Et, je me rapproche du but : l'engagement social, c'est bien, mais il faut aussi s'engager avec soi-même. Et là je vais vous parler du « psy » et du « spi ». Le psychologique et le spirituel. Les gens que j'observe –et j'en vois beaucoup, parce qu'ils m'intéressent– qui vieillissent bien comme ceux qui sont à la peine parce qu'ils sont victimes de certaines pathologies, il est clair que s'ils ont cette approche « psy et spi » de leur avance en âge, ils sont toujours mieux placés que les autres pour trouver des solutions, pour s'adapter. En effet, réussir son avance en âge, c'est s'adapter en permanence à des changements : changements physiques, changements sociaux, changements psychologiques. Les gens qui deviennent casse-pieds en vieillissant sont les gens qui, à un moment donné, ont saturé leurs capacités adaptatives. Ils ne savent plus s'adapter à ces changements et font appel à des mécanismes de défense contre l'angoisse qui ne sont pas efficaces. Ce peut être le repli sur soi, le déni, le passéisme. Ceux qui y réussissent sont justement ceux qui régulièrement, en dépit des difficultés –car vieillir, c'est compliqué–, arrivent à trouver en eux ces capacités adaptatives. Et pour les trouver, il faut avoir fait ces démarches-là, psychologique et spirituelle.

Marie de Hennezel, que vous connaissez probablement, a bien théorisé là-dessus. Nous en avons parlé ensemble souvent. Voilà ce qu'elle dit, et je suis d'accord avec elle : si on veut être à l'aise avec son vieillissement, il faut avoir fait un petit travail, qu'on appelle en quelque sorte le « travail du vieillir ». Comme il y a le travail du deuil quand on a perdu un être cher, il y a le travail du vieillir, qui est un travail sur soi-même ; on doit accepter un certain nombre de choses. On doit d'abord faire le point sur son passé et en particulier, essayer d'épurer un peu ce qu'on appelle « les trois R », ce qui, rappelez-vous, avait été abordé dans l'exposé précédent par cette « triade tragique » : Regrets, Remords, Rancunes. On a tous des valises qu'on traîne avec soi à longueur de vie et à un moment, il faut pouvoir les déposer. Je vois des gens qui ont soixante-dix ou quatre-vingts ans et qui sont là à me raconter encore leurs échecs, leurs difficultés, leurs remords. Mon travail, pour les aider à aller mieux, c'est de leur dire : « Bon, d'accord ! Vous pouvez peut-être vous pardonner ? On peut faire le point sur ce qui s'est passé… On peut essayer de trouver des solutions pour que ce ne soit pas si lourd à porter… » On fait l'inventaire, et on essaye d'évacuer ce qui peut l'être. On ne reste pas dans le déni.

Et puis, ensuite… Il faut évidemment réfléchir à la suite et accepter sa finitude. On est aujourd'hui dans une société qui a une approche complètement névrotique du vieillissement. C'est une névrose obsessionnelle collective ! On voit des gamines de vingt-cinq ans qui se font « botoxer » ! Le vieillissement est banni aujourd'hui par un certain nombre de médias. Regardez, à la télévision ! Si vous comparez la télévision française à la télévision anglo-saxonne, nos présentateurs ont en moyenne quinze ans de moins que la moyenne des présentateurs dans les pays anglo-saxons. Regardez dans *Notre temps*, un journal de seniors qui tire à un million d'exemplaires, l'âge des mannequins qui vantent les robes, etc. ! Elles ont en moyenne quarante ans de moins que le lecteur du journal. C'est tout de même étonnant ! Je fais une chronique dans ce journal, donc j'en parle régulièrement avec la rédaction, et ils me disent «mais oui, on aimerait bien, mais on ne peut pas!», parce qu'il y a une pression des lecteurs, qui ne veulent pas se voir. Nous sommes dans un pays où l'on a beaucoup de mal à voir le vieillissement dans l'autre, parce que cela renvoie une image qu'on n'apprécie pas. Dans nombre de conférences que je fais à des retraités, du seuil de la porte de la salle, je les entends dire «oh! mais il y a plein de vieux ici!» Nous sommes dans une société qui a une phobie de l'avance en âge. Cela se voit à tous les niveaux, y compris à un niveau tout à fait tragique, puisque nous sommes les détenteurs du record d'Europe, et peut-être du monde, du suicide des personnes âgées. On ne le sait pas! Certains d'entre vous ont peut-être fait de la sociologie et se souviendront d'Émile Dürkheim qui a justement bâti sa carrière grâce à une étude sur le rapport entre le suicide et le milieu social. Il a montré que le suicide, un geste éminemment personnel, est en réalité très influencé par le milieu social. Les militaires ne se suicident pas comme les curés, qui ne se suicident pas comme les bouchers. Donc si en France, autant de gens âgés se suicident, c'est peut-être parce que la société est assez malveillante. Ceci est une manière d'aborder la question, et il y en a beaucoup d'autres.

Je reviens donc à cette finitude, à cette perception de cette fin que nous devons avoir, chacun d'entre nous, si nous voulons être à l'aise avec notre vieillissement. Cette fin est très angoissante, elle fait très peur: on va tous finir dans un trou et dans quel état! Souvent, au fond, on a plus peur du mourir que de la mort: comment cela va se passer? Est-ce que ça va durer très longtemps? Est-ce que je vais souffrir ou non? Mais toujours est-il que le vieux est celui qui est destiné à mourir, et c'est une des raisons pour lesquelles on a du mal à l'accepter. Il faut donc un jour faire ce travail sur soi-même: comment j'appréhende ma vie, et la suite, et la fin. Je pense que les «psys» et les «spis» ont beaucoup à dire là-dessus, et c'est là que la spiritualité peut intervenir. Quand je vois mes patients en difficulté, je leur demande toujours, à un moment ou à un autre: —Est-ce que vous avez une vie spirituelle, spiritualité laïque ou spiritualité religieuse ? Et s'ils me disent —Oui, j'ai une spiritualité, je vais à l'église, ou —Je crois en Dieu et je prie régulièrement..., quel que soit leur Dieu je suis assez rassuré, car je sais qu'ils vont pouvoir s'appuyer sur cette spiritualité pour pouvoir résoudre un certain nombre de difficultés qu'ils auront à affronter.

Alors, pourquoi est-ce que la spiritualité marche? Elle est performante pour différentes raisons. J'ai moi-même une approche qui est évidemment très médicale. Vous allez peut-être me le reprocher, mais j'ai pris délibérément le parti d'instrumentaliser la spiritualité au service de la santé, c'est tout à fait clair. Il y a bien sûr une autre dimension à la spiritualité, vous la connaissez, et je ne suis pas là pour vous en parler. On sait que les gens qui ont une vie spirituelle vont guérir plus vite, vont vivre plus longtemps. Par exemple, aux États-Unis, on a étudié des populations –vingt mille personnes– que l'on a suivies pendant des dizaines d'années. On s'est aperçu que les personnes qui avaient une pratique spirituelle, quelle que soit la religion, et surtout qui adhéraient à une communauté vivaient en moyenne sept ans de plus que celles qui n'avaient pas cette pratique. On voit donc bien que ça aide, que c'est très efficace. Et pourquoi cela ? Probablement parce que si on a une pratique spirituelle et si on appartient à une communauté religieuse, on reçoit un soutien social. C'est d'autant plus vrai aux États-Unis où en appartenant à une Église, vous appartenez à une grande famille. C'est un peu moins le cas chez nous malheureusement. C'est également une aide psychologique, parce que cela permet d'apporter des réponses aux questions que j'abordais tout à l'heure, mais les « spis » peuvent aussi nous aider à comprendre d'où l'on vient et où l'on va, et qu'est ce qu'on fait sur cette terre. C'est très important. On parlait tout à l'heure avec Frankl du sens de la vie, et évidemment, vieillir, c'est répondre à cette question et c'est souvent très difficile. La chanson de Johnny Hallyday « Donnez-moi l'envie, l'envie d'avoir envie ! » me revient souvent quand je vois les gens âgés, dans les maisons de retraite, qui dorment à moitié sur un fauteuil du matin au soir. Ils n'ont plus envie de rien, et c'est tout à fait dramatique. Et quand je les questionne, ils me disent : — Mais Docteur, j'ai envie de mourir, ma vie n'a plus de sens… Il faut leur donner du sens, il faut les aider ! C'est notre boulot, les « psys » et les « spis » : une aide psychologique, et un guide comportemental. C'est utile également pour les plus jeunes. En effet, peu de religions encouragent à boire, à se droguer et à taper sur son voisin… Donc bien sûr, le guide comportemental, si on adhère à une religion, si on adhère à une spiritualité, laïque ou non, cela aide à trouver la voie.

## Débat

**Pierre Reber**

On vous a bien compris : effectivement il y a des bénéfices secondaires à la spiritualité. Vous avez été très clair, vous avez dit d'ailleurs : « J'instrumentalise la spiritualité à des fins médicales. » Alors, conserver une bonne estime de soi, garder une identité positive, lutter contre l'isolement et la solitude, conserver le contrôle de sa vie, savoir s'adapter, on comprend cela très bien. Mais est-ce que finalement, vous ne pourriez pas développer une spiritualité en tenant compte des contraintes de cet âge, sans doute l'âge le plus dur à vivre, qui serait « une spiritualité par gros temps », d'une certaine façon ? Une spiritualité pour quand on devient un peu « frère de Job », c'est-à-dire qu'on n'y arrive plus, qu'on a le dos au mur, que c'est le désert, et tout nous demande un effort ? Pourriez-vous imaginer une spiritualité qui serait capable de tenir compte de ces affaires-là, et pas seulement des bénéfices secondaires, comme vous les avez bien présentés devant nous ?

Deuxième question, qui fait écho à la première : mais à bien y réfléchir, est-ce que spiritualité et bonne santé ne feraient pas finalement, si bon ménage que ça ? Regardons les mystiques, par exemple Joseph Surin, Thérèse de Lisieux, les prophètes… Mais plus proche de nous, face à la mort, on peut regarder, par exemple, cette supérieure des Carmélites, Gertrud von Le Fort, qui a été très bien dépeinte par Bernanos et mise en peinture et en musique par Poulenc, et qui en définitive meurt tragiquement, terriblement, alors qu'on ne pouvait pas la soupçonner de ne pas être véritablement une spirituelle.

Et une question beaucoup plus simple, puisque vous vous êtes présenté aussi comme un expert en pratique. Dans le Rapport, vous avez une proposition qui dit: « Proposer une enquête nationale "Spiritualité chez les seniors", pour mieux appréhender cette dimension du bien-être. » Est-ce que, depuis le Rapport, il y a eu une enquête sur le sujet ? Et si oui, est-ce que cela confirme toutes ces bonnes intuitions sur la spiritualité et son rapport à la santé ?

**Olivier de Ladoucette**

Questions effectivement pertinentes, comme toutes celles que vous avez posées jusqu'à présent.

Première question : Existe-t-il une spiritualité par gros temps, une spiritualité de tempête, de combat ? L'expérience que j'ai m'amène à la conclusion qu'une fois de plus, on vieillit comme on a vécu. En d'autres termes, si on a une vie spirituelle très intense avant de devenir très vieux, dans le grand âge, si un jour on a des épreuves difficiles à affronter, il en restera toujours quelque chose qu'on pourra exploiter. En revanche, si on a des convictions spirituelles, laïques ou religieuses, modérées, et que l'on doit affronter des choses très dures, j'ai remarqué que cette spiritualité a souvent tendance à se dissoudre un peu. J'étais alors jeune interne à l'hôpital Laënnec. Or dans le 7e arrondissement, il y a plein de communautés religieuses. Comme j'avais un intérêt pour la chose, j'ai vu des religieuses et des curés qui venaient me consulter en tant que psychiatre. J'ai pu mesurer la détresse de ces religieux en fin de vie, qui devaient affronter des difficultés de santé ou tout simplement des problèmes existentiels. Je me rendais compte que la foi, lorsqu'elle est confrontée précisément à ces difficultés-là – la santé, les pertes en tout genre –, a parfois du mal à résister. C'est donc directement proportionnel à l'investissement que vous aviez au préalable : si l'investissement est très fort, vous allez peut-être, à ce moment-là, pouvoir vous appuyer dessus. Autrement ce sera compliqué, très compliqué.

Deuxième question: la question des grands mystiques. Là, c'est le psychiatre qui vous répond: on peut s'interroger sur le rapport entre la santé mentale et le mysticisme, lorsqu'il est poussé à l'extrême. Je crois qu'on ne peut pas se comparer à ces gens-là. L'approche va être vraiment différente en fonction de l'école à laquelle vous appartenez, et de la réflexion que vous avez. À propos de Sainte Thérèse de Lisieux, j'ai une lecture très personnelle qui risque de ne pas plaire à certains d'entre vous. Je dirais qu'elle était, peut-être un peu hystérique. C'est pour cela que je vous dis: mysticisme, grand mysticisme, spiritualité, est-ce qu'on est dans la même catégorie? Je ne crois pas du tout, et je pense qu'on ne peut pas accorder à ces investissements-là les mêmes vertus qu'à une spiritualité vécue normalement par les gens normaux, même si la normalité aujourd'hui pose quelques questions.

Dernier point: qu'en est-il de mon Rapport ministériel? En effet, j'avais savouré l'opportunité de «balancer une patate chaude» aux politiques, à l'époque, en leur parlant de spiritualité. Dans notre pays, c'est assez compliqué car les politiques ont beaucoup de mal à appréhender la question. Je vous rappelle en quelques mots, que dans ce rapport je vantais l'intérêt de la spiritualité et je trouvais que dans notre pays, on ne mène pas suffisamment la réflexion sur cette question du rapport entre spiritualité et avance en âge. Quels sont les bénéfices? Comment faire pour aider les gens à trouver le chemin vers ces différentes voies? On sait qu'on y arrive par internet, mais il y a peut-être d'autres moyens. À propos de la célèbre phrase de Malraux «Le XXIe siècle sera religieux, spirituel... ou ne sera pas», mon sentiment est, compte tenu de l'augmentation très importante des seniors, notamment dans les pays développés, que l'on va voir une importante montée de la spiritualité. Vous savez qu'au-delà de soixante ans, soixante-deux ans, l'âge de la retraite, vous avez devant vous à peu près vingt-cinq à trente ans de vie où vous allez avoir la santé, vous allez avoir le temps et peut-être un peu de ressources financières. Regardez en arrière ! Il y a encore trente ans, on prenait sa retraite à soixante-cinq ans, on avait devant soi à peu près cinq ans de cette vie-là et ensuite, à soixante-dix ans, on entrait dans la vieillesse, c'est-à-dire les problèmes de santé, les difficultés en tout genre. Aujourd'hui, on en a vingt, vingt-cinq, voire trente pour ceux qui ont de la chance. On va pouvoir les investir. Le problème, consiste à leur donner du sens. Comment va-t-on donner du sens à ces années formidables devant nous ? Je crois qu'on a des territoires à défricher, et vous, un certain nombre d'entre vous qui à mon avis avez plus de soixante-cinq ans, vous êtes les pionniers de cette troisième vie. J'appelle ça la « troisième vie » : ce n'est plus le troisième âge, c'est la troisième vie, qui précède le quatrième âge. Vous êtes les pionniers de cette troisième vie et peut-être que justement, une des réponses au sens que nous cherchons à cette troisième vie, pourrait être la spiritualité. Je suis assez confiant et je pense qu'on va voir une éclosion de ces démarches spirituelles. J'en parlais il y a quelque temps avec un prêtre –je ne cherche pas à faire du prosélytisme, mais c'est juste un témoignage– qui me disait : « Je suis frappé de voir qu'il y a aujourd'hui, dans nos églises, une augmentation croissante de la présence des seniors aux offices religieux ». Il y a donc quelque chose qui se passe.

**Véronique Boudon-Millot**

Je voudrais revenir sur un aspect particulièrement intéressant, qui est celui de la connaissance du patient par le médecin et la visite régulière. C'est un conseil qu'on trouve déjà, énoncé presque dans les mêmes termes, dans la médecine ancienne, où il faut avoir une bonne connaissance –alors c'est vu du point de vue du médecin, évidemment– des réactions du patient, de son pouls habituel, puisqu'on prenait beaucoup le pouls, de la couleur des urines, etc., pour pouvoir évaluer le moindre écart par rapport à la norme habituelle du patient. Je rapprocherais donc cela de ce souci de toujours entretenir un dialogue le plus étroit possible entre le médecin et le patient, et cette médecine moderne, avec les réussites qu'on lui connaît, qui nous permet aujourd'hui de vivre de plus en plus longtemps, qui est aussi armée d'un arsenal qui peut parfois faire un peu peur au patient, est utilisée par le médecin, j'ose le dire, parfois au détriment de ce dialogue patient/ médecin. Est-ce que vous avez des éléments de réflexion pour réintroduire une médecine basée sur un dialogue plus humaniste, une médecine où le médecin était philosophe ?

**Bernard Reber**

Nous allons prendre la deuxième question, si vous le permettez.

**Georges-Elia Sarfati**

Pour ma part, je souhaitais rebondir sur votre propos que j'ai trouvé très intéressant, qui faisait état d'un certain nombre de constats plaidant en faveur d'un vécu, d'une vie spirituelle. Plus pratiquement, vous-même, dans vos consultations, quand vous êtes en face de sujets qui sont en demande de sens – vous évoquiez des situations de personnes complètement à plat, dans des maisons de retraite, etc. – est-ce que vous faites du Frankl sans le savoir ? Comment est-ce que vous procédez ?

**Olivier de Ladoucette**

Je crois. Vous voyez, grâce à vous j'ai découvert ce que je faisais. Donc, je fais du Frankl...

**Georges-Elia Sarfati**

Non, non, c'est sans ironie de ma part !

**Olivier de Ladoucette**

Mais oui, je pense qu'effectivement, c'est clairement une approche en psychogériatrie, la psychiatrie du sujet âgé. Notre rôle, c'est souvent d'essayer d'aider les gens à trouver du sens à leur vie, parce qu'ils sont perdus et que le monde dans lequel nous vivons ne les aide pas. C'est bien sûr essentiel. Je vois autour de moi, qu'un des outils pour vivre longtemps serait par exemple d'avoir une passion. On connaît beaucoup d'exemples de grands artistes qui ont eu des fins de vie passionnantes, qui ont créé jusqu'au bout: Picasso, Chagall, Matisse, etc., tous ces gens se sont maintenus et ont eu une créativité jusqu'au bout. Il faut donc essayer d'avoir une passion, si l'on peut. Le problème, c'est que ça ne s'invente pas. Il y a les gens qui ont la cinquantaine, qui travaillent énormément et qui me disent: « Je sais, Docteur; là je ne fais pas beaucoup de sport et je ne fais pas grand-chose en dehors de mon travail, mais quand je prendrai ma retraite, je lirai Balzac, ou Proust, et j'irai pêcher à la ligne ». Vous pouvez être sûr que cette personne lira au maximum deux ouvrages de Balzac ou de Proust, et ira pêcher à la ligne à peine plus d'un mois et demi. Parce que, s'il ne l'a pas fait avant, il ne le fera pas après. C'est aussi une chose qui est importante à dire: la réussite de l'avance en âge se prépare tôt. La spiritualité, la curiosité intellectuelle, l'intérêt pour les autres, l'altruisme, toutes ces notions qui sont décisives pour réussir son avancée en âge se construisent tout au long de la vie. Cela ne veut pas dire que les jeux sont faits. À tout âge, on peut éventuellement changer un peu le cours des choses, mais c'est tout de même compliqué!

La médecine humaniste? Bonne question, bien sûr. Évidemment on en rêve tous. C'est la raison pour laquelle toutes les médecines douces connaissent aujourd'hui un essor considérable. Parce qu'elles sont toutes construites là-dessus: que ce soit l'acupuncture, la phytothérapie, l'ostéopathie, ou autres, c'est évidemment, d'abord et avant tout, du temps que l'on consacre à son patient. On l'écoute, on le fait parler, et ensuite, éventuellement on lui donne quelque chose. Mais voilà, on est dans une médecine qui est devenue très technique, avec des médecins qui ont « dix minutes et vingt-deux euros » pour vous soigner. On a aussi le prix de la médecine qu'on mérite. C'est ça également, notre problème. Ce n'est pas simplement, donc, le médecin. C'est un ensemble. Il faudrait avoir une approche un peu moins mécaniste. Aujourd'hui, la majorité d'entre nous avons, au fond, une approche de notre corps apparentée à celle d'une machine. Comme pour une voiture, nous allons au garage quand ça tombe en panne : —Docteur, j'ai mal à la tête, donnez-moi quelque chose ! Docteur, je ne vais pas très bien. —Ah ! Vous êtes hypertendu. —Ah ! Je comprends mieux pourquoi je ne me sentais pas si bien. —Vous êtes hypertendu, mais vous savez, vous êtes aussi en surcharge pondérale et vous ne faites pas du tout d'exercice. Je vous donne donc un hypertenseur, mais il faudra faire un peu d'exercice, et peut-être manger un peu moins. —Bien sûr, Docteur, vous avez bien raison, évidemment, ma femme me le dit depuis longtemps ! Le type sort du cabinet, il achète son hypertenseur, et ne change rien à son comportement. C'est ça, l'approche mécaniste : on remplace un boulon, mais on ne cherche pas à savoir pourquoi effectivement, le moteur est tombé en panne. Et on n'essaye pas de changer sa conduite.

**Public**

Je voudrais dire que vous m'avez rassurée quand vous avez commencé à parler d'art et de littérature, parce que je ne voudrais pas réduire la spiritualité à la religion. Vous pensez tout de même qu'on peut trouver la spiritualité ailleurs…

**Olivier de Ladoucette**

J'ai essayé dans la mesure du possible d'éviter que vous m'interpelliez sur cette question et j'ai parlé de spiritualité laïque à plusieurs reprises. La spiritualité, c'est également la méditation transcendantale, c'est éventuellement les philosophies extrême-orientales, toutes sortes d'approches différentes, qui ne sont pas uniquement religieuses.

**Public**

Vous avez mis l'accent un peu trop sur l'église, je trouve. J'avais ressenti ça, tout simplement

**Public**

Je voudrais savoir ce que vous pouvez faire pour éviter que les personnes âgées arrivent à ce qu'on appelle la maladie d'Alzheimer.

**Olivier de Ladoucette**

On s'éloigne un peu de la spiritualité, mais je veux bien.

**Bernard Reber**

Nous allons faire un lot de questions.

**Public**

J'ai travaillé pendant plusieurs années dans des institutions spécialisées dans la maladie d'Alzheimer, où je suis art-thérapeute. Ces institutions ont des plannings d'animations hebdomadaires, mensuelles, annuelles très chargés. L'objectif est justement de permettre à la personne âgée d'avoir envie de s'épanouir. Mais j'ai remarqué que malheureusement, la vie de la personne âgée en institution ressemble un peu à un show ; les institutions ressemblent de plus en plus à des Club Med, et il y a de moins en moins d'attention à la personne, à la spiritualité justement, tant pour la personne qui y habite que pour les équipes soignantes, qui sont souvent en souffrance et auxquelles on demande de prendre soin et d'être bienveillantes. Comment cela est-il possible ? Je voulais savoir s'il y avait une intention au niveau national envers les personnes âgées qui habitent en institution, ont la maladie d'Alzheimer et souvent sont dépendantes. Parce que cela représente une grande partie de la population vieillissante.

**Public**

« Psy », « spi », du docteur de Ladoucette au Père de Ladoucette, je vois à peu près le protocole du docteur. Le protocole du Père : vous disiez que c'est plus compliqué pour les gens qui n'ont pas investi dans la spiritualité avant d'atteindre l'âge du vieillissement.

Comment arrivez-vous à les aider pour trouver le moyen d'introduire la spiritualité dans leur chemin de vieillissement, quand ils n'ont pas fait ce travail d'investissement ? En tant que docteur, jusqu'où allez-vous dans la spiritualité pour les accompagner, pour trouver un moyen de faire face aux épreuves qu'ils peuvent traverser par rapport au vieillissement ?

**Public**

Vous avez évoqué, dès le début de votre intervention, le sujet de la longévité, et, sans paraître désagréable, de « l'utilité » de la longévité, puisque l'on sait que l'on vieillit plus longtemps. Mais n'est-ce pas se faire plaisir ? Est-ce que les scientifiques ne se font pas plaisir en prolongeant cette longévité, qui, vous l'avez dit, pose beaucoup de problèmes peut-être pour notre planète et pour nos sociétés ?

**Olivier de Ladoucette**

Il y a beaucoup de questions et je ne voudrais pas non plus monopoliser la parole. Je vais procéder par ordre. Il y avait une première question, sur la maladie d'Alzheimer : comment peut-on la prévenir ?

Très rapidement, ce que nous savons aujourd'hui qui est tout à fait passionnant et peut-être un peu inquiétant aussi, c'est que c'est une maladie qui démarre quinze à vingt ans avant les premiers symptômes cliniques. Il y a des lésions qui s'installent très précocement. Le cerveau va réparer, réparer, réparer... Mais à un moment, il ne pourra plus réparer, et c'est là qu'on verra apparaître des troubles de la mémoire, certains troubles du comportement, etc. Puis la maladie va s'installer durablement. Tout ce qui aidera le cerveau à réparer sera préventif. Tout ce qui empêchera le cerveau de réparer sera considéré comme un facteur de risque par rapport à cette maladie. Que peut-on dire en quelques mots ? Ce qui aide, c'est la stimulation intellectuelle. Si vous maintenez une bonne stimulation intellectuelle, votre cerveau pourra réparer d'autant mieux. Il faut lutter contre le stress, il faut lutter contre la sédentarité physique. Le sport! On a longtemps cru que les gens qui faisaient beaucoup de sport étaient un peu crétins. On se rend compte maintenant que c'est l'inverse: plus vous faites de sport, mieux votre intelligence se porte. Pas trop mais donc un peu, d'exercice. Ce qui va à l'encontre des mécanismes protecteurs, c'est tout ce qui abîme le réseau vasculaire cérébral: l'hypertension artérielle, le diabète, la sédentarité physique, le tabagisme et le cholestérol, ainsi que le stress, la dépression, l'isolement. Il faut essayer d'adopter les comportements vertueux et éviter les autres: on met ainsi un maximum de chances de son côté pour éviter cette maladie. Ce n'est pas qu'elle ne pourra pas apparaître à un moment donné, mais vous pourrez retarder son âge d'apparition. Voilà ce que je pourrais dire pour l'Alzheimer.

La question des maisons de retraite. C'est une question intéressante, parce qu'aujourd'hui, évidemment, la maison de retraite fait peur à tout le monde. On est un peu dans une logique qui consiste à critiquer systématiquement ces univers pourtant incontournables. Il faut savoir qu'aujourd'hui, l'âge moyen d'admission dans une maison de retraite est quatre-vingt-six ans, et que 90% des gens qui entrent dans une maison de retraite y entrent contraints, pour une raison de santé, rarement pour une raison sociale. Ou alors à la fois pour raison de santé et des raisons sociales. Le terme de maison de retraite n'a plus de signification: on parle maintenant d'EHPAD, établissement d'hébergement pour personnes âgées dépendantes. Ces univers ont beaucoup évolué et en mieux, mais évidemment, il y a encore d'immenses progrès qui restent à faire. Il ne faut pas accabler les maisons de retraite, parce qu'on ne peut pas faire autrement, et on oublie que ce sont des univers très rudes où à peu près un quart de la population disparaît tous les ans. C'est un univers mortifère. Les soignants font ce qu'ils peuvent pour y maintenir un peu de vie, et pour lui donner du sens. La maison de retraite, c'est un combat, c'est Sisyphe tous les jours. Il y a des maisons de retraite qui marchent bien et d'autres qui ne fonctionnent pas bien. Cela dépendra des équipes, cela dépendra des financements. Le problème est qu'on ne se donne pas, en France, les moyens d'avoir des maisons de retraite à la hauteur. Si vous comparez notre système à nous avec celui d'Europe du Nord, les financements sont quasiment du simple au double.

Ensuite, pour reprendre votre réponse : bien sûr on aimerait que les soignants soient plus disponibles, moins fatigués, plus formés. Il y a, je crois, une évolution qui est positive, les choses vont dans la bonne direction ; mais évidemment, c'est trop lent. Et pour revenir au sujet qui nous préoccupe, aujourd'hui, la plupart des maisons de retraite se dotent ou vont se doter de psychologues, ce qui était absolument impossible il y a encore quinze ans : il n'y avait jamais un psy dans une maison de retraite. Maintenant, les EHPAD qui ont un vrai plan de soins se dotent de psychologues et une bonne maison de retraite doit toujours avoir un accompagnement spirituel. Si elles le peuvent, mais elles ne peuvent pas toujours, parce qu'il faut trouver le curé et les bénévoles, etc. La plupart proposent une messe, proposent quelque chose quelle que soit la religion. C'est plutôt quelque chose de religieux – je suis désolé, c'est plus simple que de parler de philosophie hindoue… mais on le fait, et on essaye de le faire. Donc, voilà ma réponse par rapport aux maisons de retraite. C'est vrai, il y a un scandale, nous sommes tous responsables, mais il y a une volonté de tous les acteurs, je crois, d'essayer d'améliorer un petit peu ces univers, qui sont éminemment perfectibles.

Le dernier point était la longévité. J'étais interrogé il y a quelque temps par un journaliste du *Figaro* sur les centenaires. Dans son article, il écrivait qu'en France, 30% des gens aimeraient vivre centenaires. Sachant qu'aujourd'hui les centenaires représentent moins de 1%, il y aura un problème… Mais, c'est plutôt une bonne nouvelle, car si on avait posé cette question il y a dix ans, je crois que ça n'aurait pas été 30 mais à peine 10%. Donc les gens admettent aujourd'hui la notion de longévité, admettent l'idée qu'ils vont vivre plus longtemps. Si la longévité croît, c'est un peu grâce à la médecine, mais c'est essentiellement pour d'autres raisons. On attribue à la médecine des vertus qu'elle n'a que modérément dans ce processus. La longévité a explosé depuis le début du XXe siècle. En 1900, l'espérance de vie dans ce pays était de cinquante ans… Ainsi la moitié d'entre vous ne seraient pas là à m'écouter. Cinquante ans ! Et aujourd'hui, l'espérance de vie est de quatre-vingt-six ans pour les femmes et de soixante-dix-neuf ans pour les hommes. Vous voyez l'accélération. Elle s'est faite essentiellement juste au lendemain de la Deuxième Guerre mondiale, parce que les gens se nourrissaient mieux, parce qu'ils avaient un gîte et parce qu'on a commencé à leur proposer des mesures d'hygiène, en particulier des baignoires, et un régime de retraites décent. Ensuite, grâce aux antibiotiques, on a vu disparaître les décès liés aux infections. Ensuite, on a pu soigner un certain nombre de pathologies cardio-vasculaires, etc. Mais c'est essentiellement pour des raisons sociales et économiques que la longévité a progressé jusqu'à arriver à soixante-quinze ans. Par la suite, au-delà des soixante-quinze ans, ce sont les progrès de la médecine qui permettront de pousser encore l'espérance de vie jusqu'à un âge qu'on ne sait pas définir aujourd'hui. On ne sait pas où l'on va s'arrêter. Peut-être qu'on va un jour s'arrêter, mais peut-être pas. Il y a des tas de théories qui parlent de « la mort de la mort ». Ça me paraît un peu farfelu, c'est à mon avis du même registre que les femmes de 30 ans qui se font botoxer. Il y a les femmes qui se font botoxer, et il y a les gens qui pensent qu'ils ne vont jamais mourir. C'est un peu le même processus : nous refusons le vieillissement. Mais, même si c'est très théorique, dans les faits je pense qu'on va certainement voir cette longévité continuer à croître. Nous serons morts, quand l'espérance de vie dépassera cent ans ; mais je vous rappelle qu'aujourd'hui, une petite fille sur deux qui naît dans nos pays va vivre plus de cent ans. Que fera-t-on d'elles ? C'est un autre débat.

**Bernard Reber**

Il y a encore une question à laquelle vous n'avez pas répondu. C'est le protocole « psy-spi » du Père de Ladoucette.

**Olivier de Ladoucette.**

Le Père de Ladoucette est très humble, du moins il essaye de l'être, et quand je suis face à quelqu'un qui s'interroge, je lui pose la question de sa spiritualité, de son approche par rapport aux questions importantes de sa vie. S'il me dit qu'il a foi dans quelque chose ou qu'il creuse certaines approches, je l'encourage, je lui montre l'intérêt d'y aller, mais en aucun cas je ne fais de prosélytisme, parce que ça ne sert à rien. Il faut simplement encourager quelque chose. Mais, si cette personne me dit « je n'ai plus la foi », ou « plus rien ne m'intéresse » – à moins qu'elle ne soit très déprimée auquel cas on va essayer de trouver une solution – il faut connaître, il faut accepter nos limites. Mais, vraiment, j'encourage la démarche si elle existe.

**Bernard Reber**

Je vais poser quelques questions qu'on laissera à l'arrière-fond. Ce sont des questions qui s'adressent aux trois conférenciers. Ils peuvent y répondre, ou ne pas y répondre. Ce sont des questions qui doivent vraiment nouer la gerbe entre les trois approches. Le public posera ensuite ses questions aux trois conférenciers, et donc pas seulement tout ce qu'il faut savoir pour bien vieillir. C'est très important certes, mais le thème de ce colloque, c'était tout de même les deux médecines, de l'âme et du corps.

Donc je pose brièvement trois familles de questions : Mieux comprendre ? Une spiritualité incarnée ? Puis retour à Hans Jonas et l'énigme du corps et de l'esprit.

Première chose, on a beaucoup parlé de sens, de spiritualité. Est-ce que c'est la même chose ? Est-ce que la spiritualité ne serait pas une sorte de confort, un oreiller de paresse par rapport à la question du sens ? Et finalement, est-ce qu'il ne faudrait pas mettre un troisième larron dans cette affaire : sens, spiritualité, et méditation ? On peut très bien la voir en philosophie, et on peut très bien la voir dans des pratiques. Et en définitive, est-ce que ce ne serait pas la méditation qui serait la plus importante ?

Une spiritualité incarnée? Comment faire la part des choses entre, d'une part, ces spiritualités héritées, que ce soit la littérature ou de grands textes religieux mais des spiritualités collectives, et d'autre part une spiritualité très individuelle, très individualiste, qui va du côté du développement personnel?

Et dernière chose, comment est-ce que chacun de vous – c'est bien que cela soit à l'arrière-fond et que du coup, vous ne deviez pas y répondre – résoudrait la fameuse énigme jonassienne que je vous avais donnée au début de l'après-midi, sur l'interrelation entre corps et esprit, l'énigme psychophysique?

Voilà, vous avez les questions, vous allez décider de répondre à l'une ou de ne répondre à aucune. À présent, quelles sont les questions de la salle?

**Public**

L'idée de la spiritualité est effectivement une idée sur laquelle on a travaillé et réfléchi de manière transversale. Je suis aujourd'hui un peu soucieux au sujet de « spiritualité et dépendance ». Quelle est la responsabilité de chacun? Le dernier intervenant nous disait qu'il ne faisait pas de prosélytisme quand il n'y avait pas une accroche prééminente à cela. Mais on est tellement exposés à un certain nombre de sectes voire éventuellement à des choses encore plus affreuses, qu'il est facile de tomber en dépendance dans un contexte spirituel ou sous l'emprise de quelqu'un qui vous emmène là où vous pensez qu'il est bon d'aller, alors que ça ne l'est pas forcément. Comment fait-on « la différence », et de ce fait quel est le remède par rapport à ce type de maladie?

**Bernard Reber**

D'autres questions à adresser aux trois intervenants de la journée?

**Public**

En fait, ma question fait écho à deux remarques: la question précédente et aussi la dernière intervention. Concernant les personnes qui font face à de lourdes épreuves et qui, n'étant pas assez investies dans leur engagement spirituel, se trouvent un peu perturbées et perdent cette foi… Je voudrais avoir l'avis des intervenants sur le plan de la raison : quand on a la foi, faut-il abdiquer sa raison ? Ou bien est-il absolument nécessaire de faire cohabiter la foi et la raison pour comprendre ? Je pense que cette question est liée aussi à celle qui concerne les sectes.

**Public**

Pour ce qui est du rapport entre le corps et l'esprit, et c'est juste un avis personnel, je pense qu'à partir du moment où on a une certaine éthique du comportement, c'est-à-dire quand on s'est fixé un but, automatiquement ça demande de la volonté, beaucoup de volonté. C'est-à-dire qu'il ne s'agit pas simplement de se dire : « Je vais rentrer en méditation et peut-être que les choses vont m'arriver ainsi ». Cela demande une volonté permanente, de pouvoir essayer de se comporter d'une manière juste, éthique, le plus près possible d'une certaine forme de vérité ; et automatiquement, cela passe aussi par le corps. C'est-à-dire que comme vous l'aviez expliqué, le corps est également une monture, et qu'elle doit elle-même répondre, être suffisamment en forme pour pouvoir avoir cette volonté. Pour ma part, ça passe par là. C'est-à-dire que faire du sport n'est pas une chose tellement agréable, en tout cas pour moi, et implique que je mette ma volonté en mouvement. Et cette volonté, cet effort que je mets en mouvement est dans la même ligne de conduite que mon éthique du comportement, où je dois essayer effectivement de me comporter mieux dans la vie. C'est là où j'arrive à relier le corps et l'esprit.

**Public**

Depuis tout à l'heure on dissocie corps et esprit ou spiritualité, et je me demandais si ce n'est pas la religion qui les a dissociés. Et comme nous parlons de spiritualité, de religion… Est-ce que ce n'est pas un peu le serpent qui se mord la queue ? Quand on voit la sainte Trinité, etc., et le fait que Dieu est dans les hautes sphères par rapport à l'homme, est-ce que ce n'est pas cela qui pose problème quand on dit «corps *et* âme», notamment en religion ?

**Public**

On a employé le terme spiritualité tantôt en un sens qui paraissait trop étroit et qui gênait certains –celui de la religion, la spiritualité encadrée par une religion–, et tantôt, mais c'est tout de même dominant, comme quelque chose de l'ordre de la dimension du sens, de l'horizon de valeurs. C'est ça qui est un peu flottant forcément. Vous avez évoqué la notion d'exercices –Mme Boudon-Millot évoquait les exercices spirituels à un moment, et vous-même avez parlé d'un genre d'exercices plutôt pour occuper l'esprit, me semble-t-il–, mais on pourrait peut-être parler d'«exercices spirituels adaptés au contexte contemporain». Je crois que l'exemple que donnait M. Sarfati, l'exemple de Frankl lui-même prescrivant à ses patients d'aller au-devant de ce qu'ils redoutaient, une sorte d'exercice de préméditation, est typiquement un exercice spirituel. Il y en aurait beaucoup d'autres, et cette perspective-là sur le spirituel serait peut-être plus constructive dans le débat que nous avons, que la question de savoir à quelle valeur on associe ça. C'est se demander : «Qu'est-ce qu'on fait ?»

**Bernard Reber**

Alors commençons avec les Grecs.

**Véronique Boudon-Millot**

En écoutant vos questions et en écoutant les réponses, j'ai l'impression qu'il y a un terme que l'on pourrait substituer à celui de spiritualité –mais on peut en discuter, naturellement– parce qu'il serait peut-être moins gênant pour tout le monde. C'est mon point de vue. C'est le terme de culture, dans un sens extrêmement large. Je l'opposerais à la nature et là, le médecin grec sera à mes côtés pour aller dans ce sens, je crois. Face à ce problème du vieillissement, il y a la nature, nos gènes et notre façon de faire avec notre santé, qu'elle soit physique ou psychique, et il y a tout ce qu'on va apporter avec la culture. Cela commence dès le départ, avec cette première valeur qui est mise comme base indispensable à tout devenir humain et qui est l'éducation. La primauté de l'éducation est réaffirmée sans arrêt par nos médecins et nos philosophes grecs, bien évidemment, et c'est à la fois parce que le patient et le médecin vont partager la même culture, dans un sens très large, qu'ils vont pouvoir s'entendre, qu'ils vont pouvoir communiquer et qu'ils vont pouvoir échanger. À cette dimension culturelle, qu'il me semble utile et peut-être intéressant de pouvoir donner à la thématique d'aujourd'hui, j'ajouterai un autre terme, qui me vient à l'esprit parce qu'il a été souvent prononcé et qu'il me semble également très important, c'est celui de responsabilité. Car chacun de nous a la responsabilité… Évidemment, que nous naissions pas seulement ici ou là mais même simplement d'un côté ou de l'autre de la rue, nous n'avons pas les mêmes chances d'accéder à la même culture, à la même éducation, mais je crois que c'est l'une des responsabilités de nos Gouvernements, de pouvoir faire que chacun ait ensuite la responsabilité d'accéder à cette culture, à cette éducation qui permettra que nous puissions parler le même langage, non seulement le médecin et le patient mais nous tous, et il faut le dire aujourd'hui, hommes et femmes mais aussi jeunes et vieux. Sans monopoliser et aller plus loin sur ce terrain, il me semble qu'un des thèmes – mais la Fondation y avait déjà pensé –, « Éthique et enseignement », est aussi de ce point de vue, dans la réflexion, une dimension fondamentale.

**Georges-Elia Sarfati**

Par rapport à ce que vous avez dit et à la question des relations de la spiritualité avec ou sans corps, je pense qu'il y a des présupposés qu'il nous faut encore lever, même s'ils l'ont déjà été partiellement. Européens, nous sommes et nous restons captifs d'un dualisme tel qu'on peut imaginer qu'une spiritualité serait désincarnée. Mais enfin, même un ascète anorexique a un corps et il sait ce qu'il en fait. Donc une spiritualité n'est jamais désincarnée. Je pense que ce qui vient d'être ajouté est extrêmement précieux. Cela nous permet en effet de définir un terme qui autrement serait trop extensif. La spiritualité, au fond je reviens à mon cadre d'exposé, est toujours liée à une certaine notion de la transcendance – dépassement de soi, plus grand que soi – en sorte qu'effectivement on peut la concevoir soit du côté des grandes traditions religieuses, soit du côté des développements culturels plus récents, y compris ceux qui se situent en rupture avec ces traditions religieuses. Frankl dit que la quête du sens, telle qu'il la conçoit dans une perspective thérapeutique, se détache et se démarque de la théologie, quand il y oppose la logothérapie. Ceci, non pas sur le fond, sur l'anthropologie qui somme toute est commune – on suppose que l'être humain est susceptible de spiritualité, d'un élan spirituel et d'une vie selon la spiritualité –, mais en ce que les traditions religieuses ont pour souci le salut de l'âme, alors que la logothérapie a pour souci le soin de l'âme. Le soin de l'âme, qui est un terme éminemment philosophique. Je pense que Frankl est dans le juste lorsqu'il fait coïncider immédiatement la problématique spirituelle avec la problématique axiologique, celle des valeurs. De toute façon, la spiritualité est nécessairement un horizon de sens, parce que c'est un domaine de valeurs, vis-à-vis duquel l'individu se situe. La spiritualité est nécessairement du côté de l'affirmation de l'*eros*, y compris au sens grec et y compris au sens plus récent. Dans la mesure où la spiritualité préconise la concrétisation de certaines valeurs, elle se situe aux antipodes de toute démarche qui serait, elle, marquée par la destructivité. Je crois que la spiritualité, c'est la valeur, et s'y opposent les horizons de non-sens, qui sont ceux de la contre-valeur. Il me semble déjà important de le dire. Évidemment la dimension éducative est primordiale, parce que les valeurs nous préexistent. Je pense qu'il est faux que nous choisissions nos valeurs au sens où nous les inventerions. Je crois que nous les déterminons à l'intérieur d'un champ de valeurs, qui nous préexiste, et que notre singularité consiste précisément à opter pour une certaine combinatoire, à l'intérieur de cet univers culturel qui nous préexiste. C'est pourquoi la spiritualité est effectivement quelque chose qui a fondamentalement partie liée avec l'éducation, pas seulement celle qui se transmet dans les familles mais y compris l'éducation nationale. Et comme vous le disiez à propos de la question qui a été posée –Pourquoi la longévité ?–, c'est un autre chantier mais c'est un autre chantier directement lié, c'est un chantier coextensif. On ne peut pas se poser la question du devenir spirituel d'une collectivité sans se poser la question des conditions de transmission qui ont cours dans la société dont participent ces individus, parce qu'il est évident que, inscrivant nos choix dans des univers qui nous préexistent, si l'univers est pollué, les choix seront très limités.

**Olivier de Ladoucette**

Juste un mot pour ajouter quelque chose à ce débat. Je dirai que ce qui prévaut avant tout, c'est le sens que nous donnons aux choses. Au fond, la spiritualité, c'est quoi ? C'est une quête de sens. Tout à l'heure, l'un d'entre nous posait la question des sectes et disait : « Oui, la spiritualité est parfois détournée au profit de sectes ». Mais au fond, qui va vers les sectes ? Ce sont des gens qui ont justement du mal à trouver du sens à leur vie. On le voit bien : en général ce sont des gens qui sont psychologiquement fragiles, et pourquoi le sont-ils ? Parce qu'ils ne trouvent pas les réponses aux questions qu'ils se posent. Je crois qu'aujourd'hui, nous sommes tous d'accord pour considérer que nous sommes dans une société qui a du mal à trouver des repères. Elle a du mal à trouver des repères parce que beaucoup d'enfants n'ont plus de père, aussi. On parlait d'éducation –pas de père, pas de repères–, je crois que l'éducation est à l'école et elle est aussi dans les familles. Le sens, on a besoin de le trouver à tout âge. On voit, par exemple, l'éclosion incroyable des réseaux sociaux aujourd'hui : ce sont autant de gamins qui cherchent comme ils peuvent à trouver du sens à leur vie en échangeant frénétiquement sur la toile. On voit aussi des gens très âgés qui sont en crise, en crise existentielle, parce qu'ils ne trouvent pas de sens à leur vie. Vieillir, c'est compliqué, c'est vraiment un combat difficile, et on perd ses repères parce qu'on ne sait plus comment gérer tous les deuils.

Une des réponses est peut-être de les orienter vers des quêtes spirituelles, parce qu'au fond, qu'est-ce que la spiritualité, pour moi, si ce n'est de trouver justement une réponse à ces questions fondamentales : quel est le sens de ma vie ? D'où viens-je ? Où vais-je ? Qui suis-je ?

**Bernard Reber**

Je vais donc faire une synthèse. Qu'aurais-je à ajouter ? Je pourrais simplement me retourner en essayant d'attraper deux ou trois de ces perles qu'on a découvertes en eaux profondes cette après-midi. Je vous avais posé comme première question : « Est-ce que vous êtes venus pour chercher la guérison ? Pour être soignés de quoi ? » Nous avons été au moins guéris de l'oubli du passé et d'une certaine façon de notre avenir, fût-il sous le signe – j'ose dire la promesse – du vieillissement. Nous aurons à donner du sens, car on vivra plus longtemps, et peut-être aurons-nous à mettre nos pas dans ceux de Frankl, notamment sur l'aptitude à l'auto-distanciation, à l'humour. Vieillir, c'est compliqué, c'est vraiment un combat difficile et on perd ses repères parce qu'on ne sait plus comment gérer tous les deuils, donc on peut dire « longue vie à ceux qui rient ! » On peut aussi, à la Frankl, aller au-devant de ce qui nous fait peur et user de la pré-méditation, dont on a entendu parler dans le *Ne pas se chagriner* de Galien. Donc affrontons cette mort, cette vieillesse, si elle nous fait peur. Et en tout cas, plus simplement : la retraite, ça se prépare dès aujourd'hui. Commencez tôt ! Ce soir, pour ceux qui ne l'auraient pas fait. Parce que j'imagine, j'espère, en tout cas, que parmi vous certains ont déjà commencé. Je m'arrêterai donc là avec les perles, et je serais très tenté d'être encore plus synthétique et de surtout ne pas faire une synthèse après ce colloque, de ne pas faire de synthèse après la vie, mais bien plutôt de laisser résonner le silence, le silence profond de cette salle, puisqu'on a dit que l'important, pour le grand âge, c'était plutôt la vie intérieure et pas l'action. Vous citez d'ailleurs, dans le rapport sur le « bien vieillir », un dominicain, le Père Marie-Dominique Philippe pour ne pas le citer, qui parlait de « ce temps unique pour reprendre contact avec la dimension de sa vie intérieure longtemps réprimée ».

J'ai une dernière option qui est que finalement, cette maison, la maison qui nous abrite est située rue Alfred de Vigny. De Vigny a eu cette phrase tout à fait intéressante, dans un poème qui s'appelle « Une âme devant Dieu » :

> Ne savais-je pas encore [...]
> Que dans la Mort est la Vie,
> Que la Vie est le Néant ?

Je sais que je ne peux pas vous laisser partir avec ça, parce que ce serait lourd en termes de responsabilité. Alors le dernier mot, ce sera Démocrite, puisqu'on a parlé de lui, et cette phrase que je cite de mémoire : « Réaliser la joie passe par : adhérer au réel, aimer la vie, célébrer le corps et n'avoir peur de rien. »

# Bibliographies I et II

## I. « Galien de Pergame : la médecine corps et âme », par Véronique Boudon-Millot, p. 19.

BARRAS, Vincent, Terpsichore Birchler, et Anne-France Morand, 1995. *Galien, L'âme et ses passions.* Paris, Les Belles Lettres.

BOUDON-MILLOT, Véronique, 2007. « Un traité perdu de Galien miraculeusement retrouvé, le *Sur l'inutilité de se chagriner* » : texte grec et traduction française. *In* V. Boudon-Millot, A. Guardasole et C. Magdelaine (éd.), *La Science médicale antique : nouveaux regards*, Études réunies en l'honneur de Jacques Jouanna, p. 72-123. Paris, Beauchesne.

BOUDON-MILLOT, Véronique, 2012. *Galien de Pergame. Un médecin grec à Rome*, Paris, Les Belles Lettres.

BOUDON-MILLOT, Véronique, 2013. « What is a mental illness, and how can it be treated ? Galen's reply as a doctor and philosopher », in W.V. Harris (ed.), *Mental Disorders in the Classical World,* Leiden-Boston, Brill, Columbia Studies in the Classical Tradition 38, p. 129-145.

BOUDON-MILLOT, Véronique et Pietrobelli, Antoine, 2005. « Galien ressuscité : édition princeps du texte grec du *De propriis placitis* », *Revue des Études Grecques* 118, p. 168-213.

GALIEN, 1821-1833. *Opera omnia.* Ed. C. G. Kühn. 20 vol. Leipzig, reprint Hildesheim : G. Olms.

GALIEN, 1823. *De propriorum animi cuiuslibet affectuum dignotione et curatione. De animi cuiuslibet peccatorum dignotione et curatione.* Vol. V, p. 1-103. Ed. C. G. Kühn, Leipzig.

GALIEN, 1891. *Scripta Minora.* Vol. II, p. 32-79. Ed. I. Müller. Leipzig : Teubner.

GALIEN, 1937. *De propriorum animi cuiuslibet affectuum dignotione et curatione. De animi cuiuslibet peccatorum dignotione et curatione. De atra bile.* Ed. W. De Boer, Leipzig & Berlin : Akademie Verlag. CMG V 4,1,1.

GALIEN, 1956. *Galeni In Hippocratis Epidemiarum librum VI commentaria* I-VI. Ed. E. Wenkebach ; *commentaria* VI-VIII, *in Germanicam linguam transtulit,* F. Pfaff, editio altera lucis ope expressa. Berlin : Akademie Verlag. CMG V 10,2,2.

GALIEN, 2010. Œuvres, tome IV, *Ne pas se chagriner.* Édition critique et traduction par V. Boudon-Millot et J. Jouanna en collaboration avec A. Pietrobelli. Paris : Les Belles Lettres. Collection des Universités de France.

GALIEN, 2014. *Galen Psychological Writings.* Edited by P. N. Singer with contributions by D. Davies and V. Nutton, Cambridge University Press.

GARCIA BALLESTER, Luis, 1972. *Alma y enfermedad en la obra de Galeno,* Valencia-Granada.

GARCIA BALLESTER, Luis, 1988. « Soul and body. Disease of the soul and disease of the body in Galen's medical thought », dans Manuli, Paola et Vegetti, Mario (dir.), *Le opere psicologiche di Galeno,* Atti del terzo colloquio galenico internazionale (Pavia, 10-12 settembre 1986), Napoli : Bibliopolis, p. 117-152.

GILL, Christopher, 2010. *Naturalistic Psychology in Galen and Stoicism,* Oxford : Oxford University Press.

GLIBERT-THIRRY, Anne, 1977. « La théorie stoïcienne de la passion chez Chrysippe et son évolution chez Posidonius », *Revue philosophique de Louvain* 75, p. 393-435.

GOULET, Richard (Ed.), 1989. *Dictionnaire des Philosophes Antiques,* Vol. I. Paris, Éditions du CNRS.

GUNDERT, Beate, 2000. « Soma and psyche in Hippocratic medicine », in *Psyche and Soma,* p. 13-35.

JOUANNA, Jacques, 1992. *Hippocrate*, Pari, Fayard.

JOUANNA, Jacques, 2009. « Does Galen have a medical programme for intellectuals and the faculties of the intellect ? », *in* Ch. Gill, T. Whitmarsh, and J. Wilkins, *Galen and the Word of Knowledge,* Cambridge : Cambridge University Press, p. 190-205.

PIGEAUD, Jackie, 1981. *La Maladie de l'âme. Étude sur la relation de l'âme et du corps dans la tradition médico-philosophique antique,* Paris, Les Belles Lettres, « Études anciennes ».

WRIGHT, John P. & Paul Potter (eds.), 2000. *Psyche and Soma. Physicians and metaphysicians on the mind-body problem from Antiquity to Enlightenment*, Oxford : Clarendon Press.

ROBINSON, Thomas M., 2000. « The Defining Features of Mind-Body Dualism in the Writings of Plato », in *Psyche and Soma,* p. 37-55.

STADEN (von), Heinrich, 2000. « Body, Soul, and Nerves : Epicurus, Herophilus, Erasistratus, The Stoics, and Galen », in *Psyche and Soma,* p. 79-116.

TIELEMAN, Teun, 1996. *Galen and Chrysippus on the Soul : Argument and Refutation in the de Placitis Book II-III,* LeidenBrill : Academic Publishers.

VOELKE, André-Jean, 1993. *La Philosophie comme thérapie de l'âme. Études de philosophie hellénistique.* Préface de Pierre Hadot, Éditions universitaires de Fribourg/Éditions du Cerf, Paris.

## II. « Le soin de l'âme aujourd'hui. À propos de V. Frankl », par Georges-Elia Sarfati, p. 55.

ABRAMI, Léo, 2006. *Une démarche thérapeutique : la logothérapie*, Paris, Tequi.

ADLER, Alfred & Ernst Jahn, 1958. *Religion et psychologie individuelle comparée*, Paris, Payot.

ADLER, Alfred, 2002. *Le Sens de la vie*, trad. fr. H. Schaffer, Paris, Payot.

ALLERS, Rudolf, 2009. *Work and Play : Collected Papers on the Philosophy of Psychology (1938-1963),* edited by A. Batthyany, J. Olaechea, A. Tallon, Marquette university press, Coll. « Marquettes studies in philosophy ».

ALLPORT, Gordon Willard, 1950. *The Individual and his Religion*, New York, The Macmillan C°.

ANDERS, Günther, 2012. *L'Obsolescence de l'homme* : tome I, *Sur l'âme à l'époque de la deuxième révolution industrielle* ; tome II, *Sur la destruction de la vie à l'époque de la troisième révolution industrielle*, trad. fr. C. David, Éditions Fario.

ARENDT, Hannah, 2005. *Le Système totalitaire*, 3 Tomes, trad. fr. J.-L. Bourget, A. Frappat, Paris, Le Seuil, Coll. « Points essais ».

BINSWANGER, Ludwig, 1971. *Introduction à l'analyse existentielle*, trad. fr. J. Verdeaux et R. Khun, Paris, Minuit.

BINSWANGER, Ludwig, 1996. *Analyse existentielle et psychanalyse freudienne. Discours, parcours, Freud*, trad. fr. R. Lewinter, Paris, Gallimard, Coll. « Tel ».

BREITBART, William & Harvey Chochinov, 2009. *Handbook of Psychiatry in Palliative Medicine*, 2nd edition, Oxford University Press : New York.

BUBER, Martin, 1923. *Ich und Du*, Insel Verlag, Leipzig. Trad. fr. *Je et Tu*, par G. Bianquis, Paris, Aubier, 1969.

CHOMSKY, Noam & Edward Herman, 2008. *La Fabrication du consentement. De la propagande médiatique en démocratie*, trad. fr. Benoît Eugène, Paris, Agone Édition, Coll. « Contre-feux ».

ELLENBERGER, Henri, 2001. *Histoire de la découverte de l'inconscient*, Paris, Fayard, nouvelle édition, revue et augmentée.

FERENCZI, Sigmund, 2014. *Transfert et Introjection*, Paris, Payot.

FRANKL, Viktor Emile, 2013. *Découvrir un sens à sa vie avec la logothérapie*, préface de Gabriel Marcel, Paris, Éd. J'ai Lu.

FRANKL, Viktor Emile, 2009. *Nos raisons de vivre. À l'école du sens de la vie*, trad., introd. et notes par George-Elia Sarfati, Paris, InterEditions/Dunod.

FRANKL, Viktor Emile, 2012. *Le Dieu inconscient. Psychothérapie et religion*, révision scientifique, notes et postface par George-Elia Sarfati, Paris, InterEditions.

FRANKL, Viktor Emile, 2014. *Ce qui ne figure pas dans mes livres*, trad. fr., notes et postface par George-Elia Sarfati, Paris, InterEditions/Dunod.

FREUD, Sigmund, 1991. *Correspondance avec le pasteur Pfister (1909-1939),* Paris, Gallimard, Coll. « Tel ».

FREUD, Sigmund, 1995. *Correspondance avec Ludwig Binswanger (1908-1938),* Paris, Calmann-Lévy.

FREUD, Sigmund, 1986. *Métapsychologie*, trad. fr. J. Laplanche, Paris, Gallimard, Coll. « Folio ».

FREUD, Sigmund, (1929), 2010. *Malaise dans la civilisation*, Paris, Payot, Coll. « Petite Bibliothèque Payot ».

FROMM, Erich, 2002. *Le Cœur de l'homme. Sa propension au bien et au mal*, trad. fr. Sylvie Laroche, Paris, Payot et Rivages.

GREEN, André, 2003. *La Folie privée*, Paris, Gallimard, Coll. « Folio/essais ».

HADOT, Pierre, 2003. *La Philosophie comme manière de vivre. Entretiens avec Jeannie Carlier et Arnold Davidson,* Paris, Le Livre de Poche, Coll. « Biblio essais ».

HONNETH, Axel, 2013. *La Lutte pour la reconnaissance,* trad. fr. Pierre Rusch, Paris, Gallimard, Coll. « Folio essais ».

HUSSERL, Edmund, 1969. *Méditations cartésiennes,* trad. fr. E. Levinas, M. Pfeiffer, Paris, Vrin, « Bibliothèque des textes philosophiques ».

HUSSERL, Edmund, 1989. *La Crise des sciences européennes et la phénoménologie transcendantale*, trad. fr. G. Granel, Paris, Gallimard, Coll. « Tel ».

HUXLEY, Aldous, 2014. *Retour au meilleur des mondes*, (éd. originale : 1958), trad. fr. D. Meunier, Paris, Pocket.

KRISTEVA, Julia, 1993. *Les Nouvelles Maladies de l'âme*, Paris, Fayard.

LEGENDRE, Pierre, 1999. *Sur la question dogmatique en Occident*, Paris, Fayard.

LELOUP, Jean-Yves, *Prendre soin de l'être. Philon et les Thérapeutes d'Alexandrie*, Paris, Albin Michel, Coll. « Spiritualités », 1999.

LE VAOU, Pascal, 2006. *Une psychothérapie existentielle : La Logothérapie de Viktor Frankl*, Paris, L'Harmattan, Coll. « Psychanalyse et civilisations ».

LEVINAS, Emmanuel, 1997. *Noms propres,* Paris, Le Livre de Poche, Col. « Biblio/essais ». En part. : « Dialogue avec Martin Buber », p. 44-48.

LUKAS, Elisabeth, 2002. *La Logothérapie. Théorie et pratique*, trad. fr. Gilbert Ferracci, Paris, Tequi.

MARCUSE, Herbert, 1963. *Le Marxisme soviétique*, Paris, Gallimard, Coll. « Idées ».

MARCUSE, Herbert, 1968. *L'Homme unidimensionnel.* Essai sur l'idéologie de la société industrielle avancée, trad. fr. Monique Wittig, Paris, Éd. De Minuit.

MASLOW, Abraham, 2004. *L'Accomplissement de soi. De la motivation à la plénitude*, trad. fr. Emily Borgeaud, Paris, Eyrolles.

PATOČKA, Jan, 2003. *Le Monde naturel et le mouvement de l'existence humaine*, éd., introd, et trad. fr. par Erika Abrams, Dordrecht, Kluwer Academic Publishers.

PAVIE, Xavier, 2013. *Exercices spirituels. Leçons de la philosophie contemporaine*, Paris, Les Belles lettres.

PAVIE, Xavier, 2014. *Exercices spirituels. Leçons de la philosophie antique*, Paris, Les Belles lettres.

PÉLICIER, Yves, 1996. *Présence de Frankl.* Colloque de Paris (11 décembre 1992) « Des raisons pour vivre », Paris, Éditions du Tricorne.

PLATON, *Apologie de Socrate*, 1997. Trad., introd. et notes par Bernard et Renée Piettre, Paris, Le Livre de Poche, Coll. « Libretti ».

RANK, Otto, 1996. *A Psychology of Difference. The American Lectures*, selected, edited and introduced by Robert Kramer, with a foreword by Rollo May, Princeton University Press, Princeton.

REICH, Wilhelm, 1998. *Psychologie de masse du fascisme*, trad. fr. Pierre Kamnitzer, Paris, Payot.

RICŒUR, Paul, 2005. *Parcours de la reconnaissance. Trois études*, Paris, Gallimard, Coll. « Folio essais ».

SARFATI, George-Elia, 2013. « Viktor Frankl : l'Analyse existentielle et la logothérapie », in *Aide-mémoire de psychotraumatologie*, dir. A. Sabouraud-Seguin, M. Kédia, Paris, Dunod, 2e éd.

SARFATI, George-Elia, 2014. « L'Existenzanalyse et la logothérapie de Viktor Frankl (1905-1997) », *Séminaire de l'École Française de* Daseinsanalyse, Conférence du 22 mars 2014. *http://www.daseinsanalyse.fr*

SARTRE, Jean-Paul, 1996. *L'Existentialisme est un humanisme*, Paris, Gallimard, Coll. « Folio essais ».

SCHELER, Max, 1951. *La Situation de l'homme dans le monde*, trad. fr. Maurice Dupuy, Paris, Aubier.

THEILHARD de CHARDIN, Pierre, 2002. *L'Énergie humaine*, Paris, Le Seuil, Coll. « Points Sagesse ».

# Biographies

**Véronique Boudon-Millot**

Ancienne élève de l'École normale supérieure (Sèvres), Véronique Boudon-Millot est agrégée de Lettres classiques et docteur habilitée en grec. Philologue, helléniste et arabisante, elle est actuellement directrice de recherche au CNRS et dirige le laboratoire (UMR 8167) « Orient & Méditerranée » à l'université de Paris-Sorbonne (Paris 4) où elle est notamment responsable de l'équipe « Médecine grecque ». Ses travaux portent sur les textes médicaux grecs anciens, leur histoire et leur transmission de l'Antiquité à la fin de la Renaissance, en particulier Hippocrate et Galien. Elle est l'auteur d'une biographie sur *Galien de Pergame : un médecin grec à Rome* parue aux Belles Lettres en 2012, d'éditions et traductions de plusieurs traités médico-philosophiques de Galien (*Art médical, Protreptique, Sur ses propres livres, Sur l'ordre de ses propres livres, Que l'excellent médecin est aussi philosophe, Ne pas se chagriner*) parues dans la Collection des Universités de France (dite Budé) et de plus d'une centaine d'articles et contributions dans des ouvrages spécialisés portant sur l'histoire de la médecine antique (actes de colloques, dictionnaires, encyclopédies, catalogues d'exposition…) ou dans des revues de vulgarisation.

**Olivier de Ladoucette**

Olivier de Ladoucette est psychiatre et gériatre. Il est attaché à la fédération de neurologie à l'hôpital de la Pitié-Salpêtrière et chargé de cours à l'Université Paris V où il enseigne la psychologie du vieillissement. Il est le président-fondateur de la Fondation pour la recherche sur la maladie d'Alzheimer. Auteur de plusieurs livres sur le « bien vieillir », il intervient fréquemment en tant qu'expert dans les médias. Il a remis en 2011 un rapport gouvernemental sur la santé mentale des seniors, où il insistait sur l'importance de la spiritualité dans l'avance en âge.

**Bernard Reber**

Bernard Reber est directeur de recherche au CNRS, docteur en recherches politiques (EHESS), habilité à diriger des recherches en philosophie (Sorbonne). Avant cela, il a suivi un parcours complet (Bac + 7) d'études théologiques et en sciences religieuses (universités de Fribourg, Zürich, Centre Sèvres et Institut catholique de Paris), complété par une étude de terrain de deux ans à l'Ile Maurice et en Inde. Après deux ans d'études et de pratiques journalistiques, il s'est tourné ensuite vers l'éthique des nouvelles technologies et l'évaluation technologique participative. Il a notamment réalisé des recherches collectives sur l'évaluation des États généraux de la Bioéthique et sur l'éthique et la décision politique au sujet de l'homme augmenté (Projet européen EPOCH). Ses recherches se situent à l'interface de la philosophie (morale, politique et des sciences) et de la sociologie de l'éthique, et portent notamment sur le pluralisme, les valeurs, l'épistémologie de l'évaluation des technologies controversées, le principe de précaution, l'éthique de l'environnement et des technologies, la normativité en contexte et les théories démocratiques (dont la démocratie délibérative). Il a publié entre autres *La Démocratie génétiquement modifiée. Sociologies éthiques de l'évaluation des technologies controversées,* Presses de l'Université Laval, 2011 ; avec P.-A. Chardel. et C. Gossart (dir.), *Conflits des interprétations dans la société de l'information. Éthiques et politiques de l'environnement*, Paris, Hermes Sciences International, 2012. Il est responsable de la partie théorique du projet européen, *Governance for Responsible Innovation (*Projet européen GREAT), portant sur la notion émergente de recherche et d'innovation responsables, nouvelle exigence du programme de recherche européen Horizon 2020.

Il a enseigné notamment à l'École polytechnique fédérale de Lausanne, à la Sorbonne, à l'École nationale supérieure des Mines de Paris, à l'Institut international de la pensée islamique et au Centre Européen d'Enseignement et de Recherche en Éthique (CEERE) de Strasbourg. Il a été directeur-adjoint du Centre de recherche « Sens, éthique et société », UMR 8137 CNRS – Université Paris Descartes.

**Georges-Elia Sarfati**

Professeur des universités (linguistique française), Georges-Elia Sarfati est philosophe, linguiste et poète. Coordinateur du Centre d'étude des discours institutionnels et politiques (université de Cergy-Pontoise), il est également professeur de philosophie et de pensée juives à l'Institut universitaire Élie Wiesel (Paris), directeur pédagogique du Centre universitaire Sigmund Freud (Paris) et chargé d'enseignement à la faculté de médecine de Paris (psychotraumatologie). Par ailleurs, spécialiste de la pensée de Viktor Frankl, il est logothérapeute certifié (*Arizona Institute of Existential analysis and Logotherapy,* USA), affilié à la Fédération française de psychanalyse et de psychothérapie, président-fondateur de l'École française d'*Existenzanalyse* et de logothérapie V. Frankl, affiliée à l'Institut Viktor Frankl de Vienne, et membre de l'École française de *Daseinsanalyse* (ENS/Ulm).

**Autres publications de, ou sous l'égide de la Fondation Ostad Elahi aux éditions L'Harmattan**

## Collection « Éthique en contextes »

*L'Homme alcoolique à cœur ouvert. Pour une éthique de l'imprévisibilité,* 2015
Par E. J.-D. Singainy.

*L'Éthique de l'avocat pénaliste,* 2014
Par E. Rude-Antoine.

*La Beauté à la rencontre de l'éducation. Académie internationale de Théâtre pour enfants,* 2014
Par E. Toulet.

*État des lieux de l'enseignement et de la recherche en éthique,* 2014
Sous la direction d'E. Rude-Antoine et M. Piévic.

*Éthique et Famille,* 2013
Tome 3, sous la direction d'E. Rude-Antoine et M. Piévic.

*La Construction du savoir éthique dans les pratiques professionnelles,* 2011
Avec des contributions de P. Fortin, B. Leclerc, P.-P. Parent, S. Plourde, D. Rondeau (Université du Québec à Rimouski).

*Éthique et Famille,* 2011
Tomes 1 et 2, sous la direction de E. Rude-Antoine et M. Piévic.

*Stratégies d'entreprises en développement durable, sous la direction d'E. Reynaud,* 2010
Avec des contributions de L. Barin Cruz, H. Chebbi, W. Chtourou, E. Dontenwill, C. Gauthier, A. Mathieu, M. Marais, C. J. Ney, E. Reynaud et collab.

*Éthique de l'entreprise : Réalité ou illusion ?,* 2010
Avec des contributions de A. Anquetil, M. Bon, F. Cardot, J.-F Connan, L. Baïada-Hirèche, Th. Hommel, J.-J. Nillès, S. Orru, B. Saincy.

*Éthique et Développement durable, sous la direction de l'IFORE,* 2010
Avec des contributions de D. Bourg, D. de Courcelles, A. Létourneau, M. Papelarde, P. Ponsart-Ponsart, Cl. Revel, A. Touraine, P. Viveret.

*Éthique et crise financière,* 2009
Avec des contributions de A. Benassy-Quéré, J.-Ch. Le Duigou, B. Esambert, D. Lamoureux, J.-F. Pécresse, Ch. Walter.

*La Musique à l'esprit : Enjeux éthiques du phénomène musical, sous la direction de J. During,* 2008
Avec des contributions de L. Aubert, A. Didier-Weil, J. During, G. Goormaghtigh, E. Lecourt, F. Picard, P. Sauvanet, B. Stiegler et J. Viret.

*Validité et limites du consensus en éthique, sous la direction de A. Létourneau et B. Leclerc,* 2007
Avec des contributions de N. Aumonier, G. Beauregard, L. Begin, A.-M. Boire-Lavigne, G. Caron, D. Boucher, J. Fortin, R. Lair, A. Le Blanc, J.-F. Malherbe, P. Martel, M. Monette, S. Mussi, L. Rochetti, G. Voyer.

*Qu'avons-nous fait du droit à l'éducation ?,* 2007
Avec des contributions de M. Assémat, G. Azoulay, F. Boissou, B. Bourgeois, H. Cohen, M. Kostova, M. Méheut, A. de Peretti, J. Salamé Sala, B. Stiegler et des témoignages de M.-C. Restoux-Gasset et J.-F. Connan.

*Éthique et solidarité humaine à l'âge des réseaux,* 2006
Avec des contributions de Ph. Breton, H. Le Crosnier, C. Henry, P. Mathias, S. Missonnier, P. Pérez, V. Peugeot, P. Soriano.

*Trois Écoles québécoises d'éthique appliquée : Sherbrooke, Rimouski et Montréal,* 2006
A. Letourneau, avec la collaboration de F. Moreault.

*L'Éthique individuelle, un nouveau défi pour l'entreprise,* 2005
Avec des contributions d'A. Ballot, L. Bibard, G. Even-Granboulan, Ch. Ganem, M. Grassin. Préface de M. Bon.

*Éthique et éducation. L'École peut-elle donner l'exemple ?,* 2004
Avec des contributions de B. Bourgeois, J. Costa-Lascoux, B. Elahi, J. Houssaye, B. Kriegel, C. Mollard, E. Morin,

D. Ottavi, A. Peignault, J.-Cl. Pettier, R.-M. Saugey, L. Villemard, J. Wimberley, L. Wirth.

*Intervenir auprès des familles. Guide pour une réflexion éthique, sous la direction de P.-P. Parent,* 2004
Avec des contributions de B. Boulianne, M. Beaulieu, M. Dumais.

*Le Souci éthique dans les pratiques professionnelles. Guide de formation, sous la direction de P. Fortin et P.-P. Parent,* 2004.

## Collection « Éthique au quotidien »

*L'Éthique du mensonge,* 2012
Dominique Ducerf.

*Juger n'est pas jouer,* 2006
Claude Berger.

*L'Éthique des petits actes,* 2005
Eric Camerlynk.

*L'Impact de nos actes,* 2005
Témoignages recueillis par A. Rousseau.

*Le Bien, qu'en disent les jeunes ?,* 2005
Témoignages recueillis par S. Levasseur.

*Changer de regard,* 2004
Olivier de Brivezac et Emmanuel Comte.

*Vaincre la jalousie,* 2003
Béatrice Guernier et Agnès Rousseau.

## Collection « Logiques du spirituel »

*L'Archet et le lutrin. Enseignement et foi dans la poésie médiévale d'Oc,* 2008
S. Thiolier-Méjean.

*Les Fous d'amour dans la littérature médiévale européenne et proche-orientale,* 2007
Sous la direction de C. Kappler et S. Thiolier-Méjean.

*Petit dictionnaire de la vie monastique,* 2004
M. Covin.

*Dieu a-t-il sa place dans l'éthique ?,* 2002
Avec des contributions de J.-M. Belorgey, A. Cugno, F. Marty, J. W. Morris, H. Politis, A. Saudan, J.-L. Vieillard-Baron, J.-J. Wunenburger.

*La Mystique, une éthique paradoxale,* 2002
Avec des contributions de M. Broc-Lapeyre, C. Chalier, L. Croix, A. Cugno, M. Fromaget, E. Geoffroy, C.-A. Keller, L. Lavaud.

**L'HARMATTAN ITALIA**
Via Degli Artisti 15; 10124 Torino
harmattan.italia@gmail.com

**L'HARMATTAN HONGRIE**
Könyvesbolt ; Kossuth L. u. 14-16
1053 Budapest

**L'HARMATTAN KINSHASA**
185, avenue Nyangwe
Commune de Lingwala
Kinshasa, R.D. Congo
(00243) 998697603 ou (00243) 999229662

**L'HARMATTAN CONGO**
67, av. E. P. Lumumba
Bât. – Congo Pharmacie (Bib. Nat.)
BP2874 Brazzaville
harmattan.congo@yahoo.fr

**L'HARMATTAN GUINÉE**
Almamya Rue KA 028, en face
du restaurant Le Cèdre
OKB agency BP 3470 Conakry
(00224) 657 20 85 08 / 664 28 91 96
harmattanguinee@yahoo.fr

**L'HARMATTAN MALI**
Rue 73, Porte 536, Niamakoro,
Cité Unicef, Bamako
Tél. 00 (223) 20205724 / +(223) 76378082
poudiougopaul@yahoo.fr
pp.harmattan@gmail.com

**L'HARMATTAN CAMEROUN**
TSINGA/FECAFOOT
BP 11486 Yaoundé
699198028/675441949
harmattancam@yahoo.com

**L'HARMATTAN CÔTE D'IVOIRE**
Résidence Karl / cité des arts
Abidjan-Cocody 03 BP 1588 Abidjan 03
(00225) 05 77 87 31
etien_nda@yahoo.fr

**L'HARMATTAN BURKINA**
Penou Achille Some
Ouagadougou
(+226) 70 26 88 27

**L'HARMATTAN SÉNÉGAL**
10 VDN en face Mermoz, après le pont de Fann
BP 45034 Dakar Fann
33 825 98 58 / 33 860 9858
senharmattan@gmail.com / senlibraire@gmail.com
www.harmattansenegal.com

www.ingramcontent.com/pod-product-compliance
Lightning Source LLC
LaVergne TN
LVHW021220061026
849535LV00008B/2837